Год Чудесных Изменений

Год чудесных изменений

Ежедневные размышления

Анонимных Никотинозависимых (НикА)

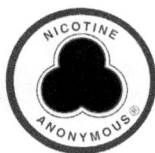

Даллас, штат Техас
2019

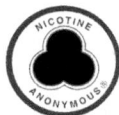

Based on the English edition of *A Year of Miracles*
©2008 by Nicotine Anonymous®*
6333 Mockingbird Lane, Suite 147-817
Dallas, TX 75214 USA

First Edition 2008
ISBN-13: 978-09770115-4-4

Distributed by Epigraph Publishing Service

Год чудесных изменений

©2019 Всемирное обслуживание Анонимных Никотинозависимых
Nicotine Anonymous World Services
6333 Mockingbird Lane, Suite 147-817
Dallas, TX 75214

Первое издание: 2019
ISBN-13: 978-1-7338939-0-9

Предисловие

Анонимные Никотинозависимые (НикА) писали эту книгу много лет.

Делегаты Конференции решили использовать слова самих участников НикА, оставив некоторые грамматические неточности. Редакторы заменили слово «*курение*» на общее выражение «*употребление никотина*» везде, где это было возможно. Они также исключили названия брендов и внешних организаций. Кроме того, в некоторых местах была изменена форма выражения мысли, чтобы текст отражал индивидуальный опыт автора, а не то, «что мы делаем или должны делать».

Текст Двенадцати Шагов и Двенадцати Традиций размещён после размышлений, а завершает книгу тематический указатель. Несколько пустых листов в конце книги могут вам пригодиться, чтобы записать собственные размышления и отправить их нам для будущих публикаций.

Спасибо, что делитесь своей мудростью.

Наша Преамбула

Анонимные Никотинозависимые (НикА)—это сообщество мужчин и женщин, помогающих друг другу жить свободной от никотина жизнью. Мы делимся друг с другом своим опытом, силами и надеждами с целью помочь себе и другим обрести свободу от этой мощной зависимости.

Единственное условие для членства—это желание прекратить употреблять никотин. Члены НикА не платят ни вступительных, ни членских взносов. Мы сами себя содержим благодаря нашим добровольным пожертвованиям.

НикА не связано ни с какой сектой, вероисповеданием, политическим направлением, организацией или учреждением; не вступает в полемику по каким бы то ни было вопросам, не поддерживает и не выступает против чьих бы то ни было интересов.

Наша основная цель—предложить поддержку тем, кто ищет свободы от никотина.

Выдержки из нашей литературы:

Книга Анонимные Никотинозависимые, глава 11

«[Медитация] помогает нам заглянуть внутрь себя, успокоиться и освободить в своей душе место для Высшей Силы».

Молитва о Душевном покое для никотинозависимых (буклет)

«Помните, на самом деле не стресс, не фрустрация и даже не тяга заставляет нас продолжать употреблять никотин снова, но наш недостаток душевного покоя и мужества, чтобы справиться с тягой.».

Наша политика открытости: Высшая Сила, как каждый из нас понимает её

«Анонимные Никотинозависимые — это не религиозное течение, равно как у нас нет и «официального» или «одобренного» духовного пути. Программа основана на универсальных духовных принципах и использует концепции, которые мы называем «Богом», «Высшей Силой» или «Силой, более могущественной, чем мы» для обозначения пути выздоровления от активного употребления никотина.»

Слоганы Анонимных Никотинозависимых: как жить без никотина радостным, счастливым и свободным

Извлеки урок из ситуации

«Если мы постараемся воспринимать все жизненные события как уроки, то это может многому нас научить. Открытый ум восприимчив. Уроки, которые преподносятся нам сегодня, могут касаться развития качеств характера, над которыми нам следует поработать, таких как принятие, мужество, смирение, сострадание или любых других.

Наша Высшая сила даёт нам массу возможностей научиться применять принципы 12 Шагов во всех наших делах.»

Три наших молитвы, утверждённых Конференцией

Молитва о душевном покое

« **Б** оже, дай мне разум и душевный покой принять то, что я не в силах изменить, мужество изменить то, что могу, и мудрость отличить одно от другого»

* ИЗ СОЧИНЕНИЙ РЕЙНГОЛЬДА НИБУРА, 1926 Г.

Молитва Третьего Шага

" **И** збавь меня от рабства эгоизма.
Помоги мне предать себя духу.
Направь меня творить добро в этом мире и проявлять милосердие.

Помоги мне сегодня не впасть в злость, обиды, зависть, негативные мысли, и помоги преодолеть их.

Помоги мне прийти на помощь тем, кто еще страдает.

Поддержи во мне бодрость духа и мужество встречать жизнь и не отгораживаться от нее, не избегать всей боли, ибо тем самым я избегаю и любви.

Освободи меня от иллюзий и страхов.

Вдохновляй и направляй мои мысли сегодня, чтобы я был далёк от жалости к себе, нечестности, своекорыстных побуждений.

Покажи мне путь терпения, терпимости, милосердия и любви.

Я молюсь обо всех, кому я причинил зло, и прошу, чтобы им был дарован такой же мир, какой ищу я сам».

Молитва Седьмого Шага

М оя Высшая Сила, я отдаю себя в твои руки и смиренно прошу избавить меня от дефектов моего характера, чтобы я мог помогать другим людям. Пожалуйста, даруй мне желание, мужество и силу для того, чтобы через мои действия отражалась бы твоя любовь и мудрость. Аминь.

Молитва Боба по Одиннадцатому Шагу

Боже, в этот начинающийся день, управляй моими мыслями. Смиряй меня и руководи мной.

Указывай мне, куда мне идти и что делать.

Удаляй от меня нечестные и своекорыстные мотивы, и не позволяй жалости к себе войти в мой день.

Не давай эгоистичным мотивам вмешиваться во все мои мысли, и напоминай мне как можно чаще, чему Ты меня учишь.

Если я сегодня столкнусь с чем-то, в чем я не уверен, укажи мне правильное направление и руководи моими действиями.

Сообщи мне интуитивные мысли, которые Ты хочешь мне внушить, или дай мне решение, так, чтобы мой разум мог быть свободно открытым.

Учи меня, как мне расслабляться и смотреть на вещи проще. Я знаю, что правильные ответы от Тебя придут.

Не позволяй мне ввязываться в битву, если случатся какие-то неприятности. Тех же самых правильных ответов, получаемых от Тебя, по-прежнему будет достаточно.

Все больше возноси мои мысли в плоскость Божественного. Позволь мне полагаться на это и уклоняться от боли.

В первую очередь, Боже, дай мне свободу от своеволия. Направляй каждый мой шаг в то время, когда я преодолеваю подъем.

Напоминай мне, чтобы я спрашивал о правильном действии или мысли, когда я взволнован, в сомнении, или даже обезумел.

Да исполнится воля Твоя. Я больше не ведущий этого шоу.

Я люблю Тебя, Боже, и хочу лишь только Тебя познать.

1 января

> Каждый день нам предстоит делать выбор.
> —ОДИН ИЗ АНОНИМНЫХ НИКОТИНОЗАВИСИМЫХ

Каждый день я начинаю с того, что выбираю своё поведение в таких вопросах как гигиена, физические упражнения и питание. Я могу выбрать помолиться о руководстве и поддержке в течение грядущего дня. Такие выборы влияют на то, как я воспринимаю начинающийся день. Я могу строить планы на основании этих решений и потом предпринимать активные шаги, чтобы выполнить намеченное наилучшим образом в каждый момент времени. Моя цель—"прогресс, а не совершенство". Я смиренно претворяю в жизнь намерения, определённые моим собственным выбором.

Как зависимый от никотина, как только я выбрал употреблять свой наркотик, то сразу же утратил дар выбора. Употребление полностью контролировало моё поведение и отношение к происходящему. Оно определяло, с кем мне общаться, куда идти и в каких ситуациях оказываться. Я был лишён дара выбора всё время, пока употреблял, и в результате совершенно заблудился. Прямым результатом этой зависимости может являться болезнь, смерть или пребывание в закрытом учреждении.

Я улучшаю свою жизнь, когда выбираю путь выздоровления вместо замкнутого круга зависимости. Выздоровление открывает новые возможности, превосходящие самые смелые мечтания, и новые пути, которые болезнь не давала мне разглядеть.

Сегодня я знаю, что способен принимать новые решения, вести себя по-новому и наслаждаться новым отношением к жизни. Всё это делает мою жизнь лучше.

2 января

> Я ходил на собрания три года и все ещё не мог
> остановиться, пока окончательно не осознал
> правду: я не могу остановиться.
> —ИЗ КНИГИ "АНОНИМНЫЕ НИКОТИНОЗАВИСИМЫЕ"

У меня был жуткий кашель и я очень боялся, что скоро умру. Мне не хотелось есть, потому что еда вызывала приступы кашля. Я спал не в кровати, а в кресле, из-за того, что лёжа начинал задыхаться. Мне приходилось постоянно отхаркиваться, и кроме того, дважды за последние три месяца я болел бронхитом. Я так похудел, что на животе проступали вены. Я знал, что надо бросить, но сколько раз я уже говорил себе это, а все равно продолжал курить.

А потом меня осенило. Я на самом деле был бессилен, поэтому или Бог должен был это сделать, или это не произойдёт никогда. Вместо того, чтобы бороться с одержимостью курением, моей задачей стало отдать это Богу. И каждый раз, когда приходил порыв закурить, я препоручал это Богу. Мне говорили, что Бог может и хочет, если обратиться к Нему. И это оказалось правдой. Я не курю уже 8 месяцев и не могу вспомнить, когда в последний раз мне хотелось закурить.

Сегодня Бог делает для меня то, что я не могу сделать для себя сам, и я благодарю Его за это.

3 января

> Теперь я измеряю ценность каждого дня
> состоянием своего сердца, а не кошелька.
> —ОДИН ИЗ АНОНИМНЫХ НИКОТИНОЗАВИСИМЫХ

Когда я был ребёнком, моё настроение по большей части зависело от того, что я получаю: внимание, заботу, подарки на день рождения или же просто предоставлен сам себе. Я сосредотачивался только на том, что мне может дать внешний мир. Я постоянно подсчитывал то, что имею, сравнивал свои "накопления" с другими и чувствовал себя либо могущественным и удовлетворенным, либо обиженным.

Подобно многим другим людям, я стал зависимым, когда был ещё ребёнком. Никотин был моим первым веществом. Я хотел, чтобы мне все сходило с рук, или получить больше, чем имею, но мне всегда всего было мало.

В выздоровлении я узнал о служении и донесении вести о выздоровлении, используя программные принципы, такие как человеколюбие, доброту и терпение, "во всех наших делах". Зрелость пришла, когда я осознал, что настоящие ценности приходят от того, что я могу предложить и бескорыстно отдать другим людям.

Сегодня я посчитаю свои блага и предложу их другим, зная, что это и есть источник настоящего богатства.

4 января

Делая все самое лучшее в данный момент, вы тем
самым обеспечиваете себе всё самое лучшее в
следующий момент.

—ОПРА УИНФРИ

Это была одержимость всемогущим демоном, демоном, который казалось, усыпил мою волю и украл чувство самоуважения,—я мог бы перечислить дюжину причин, но на самом деле ни одна из них не была мне нужна, чтобы продолжать тешить свою зависимость. Моя потребность в курении не знала границ, и я никогда даже не пытался её усмирить. Иначе стал бы я поджигать другую сигарету, когда в моей руке уже дымилась одна?

Я обрёл облегчение через капитуляцию. Божественное вмешательство соединилось с моим искренним желанием бросить и дало энергию и силу, чтобы вырваться из этого демонического плена.

Было много препятствий на пути окончательной остановки. Моя не заглушенная никотином злость сделала меня угрозой для окружающих и для самого себя. Но страстное желание бросить и оставаться чистым было сильнее, чем страдания по поводу неспособности контролировать эмоции.

Я свободен от никотина. Выздоровление позволило мне исправить агрессивность и эгоцентричное поведение. Жизнь без никотина сама по себе есть возмещение ущерба.

*Сегодня я благодарю Бога за способность переживать
неизбежные сложности и при этом не употреблять никотин.*

5 января

Признали своё бессилие перед никотином.
—ПЕРВЫЙ ШАГ

Япытался прекратить употребление никотина по меньшей мере в течение 20 лет каждый день. Мне никогда не приходило в голову, что я зависим от никотина, а тем более, что бессилен перед чем-то. Я находил тысячу оправданий тому, что ещё курю: в жизни слишком много стрессов, кто-то расстроил меня, у меня был экзамен, запарка на работе, простуда и т.п. Поразительно, сколько различных проблем удерживало меня от того, чтобы бросить. Мне было проще и казалось более нормальным иметь причину, почему невозможно бросить прямо сейчас, чем подумать о том, что я абсолютно не контролирую употребление и не в состоянии его прекратить.

Друзья и коллеги выслушивали мои многочисленные планы и схемы борьбы с никотином. Через неделю или две они видели меня употребляющим также много, как обычно. Спустя некоторое время мне стало неловко рассказывать людям, что я снова бросаю.

Я впервые попал на группу Анонимных Никотинозависимых как раз в тот момент, когда в очередной раз проходил через истязания очередного метода бросания курить. В какой-то момент я подумал, что могу просто ходить на собрания и надеяться, что какие-то знания от группы проникнут в мой мозг. Я был бессилен и, наконец, понял Первый Шаг.

Сегодня я понимаю, что участвовал в грандиозном обмане и вовсе ничего не потерял.

6 января

Если вы хотите преуспеть, желание успеха
должно быть сильнее страха провала.
— БИЛЛ КОСБИ

Всё выглядело так, будто прежде чем увидеть свет, прожектор зависимости со всей яростной мощью должен был окончательно ослепить меня. Многие годы я топтался вокруг да около, делая нерешительные попытки бросить, иногда на время выбираясь к свету. Возможно, я был способен остановиться, ожидая, что вернётся медицинский диагноз, или когда чувствовал отвращение к себе, слушая мольбы детей. Какой бы ни была причина, это никогда не срабатывало надолго, потому что втайне я считал, что не смогу бросить никогда. Я думал, что должен бросить навсегда, а не "только сегодня".

Потом я нашёл Анонимных Никотинозависимых и постепенно доверился тому, что если другие, такие же подсевшие на это, как и я, смогли перестать курить, то и для меня есть надежда. Я знал, что рано или поздно свобода придёт и ко мне. Так оно и случилось.

Сегодня я буду наслаждаться светом, который я нашел по ту сторону зависимости.

7 января

> Ищи помощи, в которой нуждаешься.
> —МОЙ СПОНСОР

Когда я начал восстанавливаться после многих лет химического употребления, то очень нуждался в помощи, чтобы выздороветь. Я и сейчас ещё не до конца исцелился, а в самом начале и вовсе был выжат, как губка. В Двенадцатишаговые Программы меня направили в терапевтической группе, куда мне пришлось ходить.

Последним наркотиком, который я бросал, был никотин. Пожалуй, для меня он был самый тяжелый. Я был настолько переполнен отрицанием, что это стало серьезной проблемой. Кроме того, мне казалось, что я никогда не смогу бросить и что без никотина мне не видать покоя. Меня привели к Анонимным Никотинозависимым, и вы помогли мне бросить табак.

Прежде у меня были проблемы с работой, сейчас у меня свой бизнес.

Я благодарю Бога за готовность искать помощь для решения проблем, жить в выздоровлении и за то, что Он открыл мне новую правду и надежду.

Сегодня я молюсь о готовности и душевном покое.

8 января

Создайте такого себя, с которым вы будете
счастливо жить всю жизнь.
—ФОСТЕР К. МАКЛЕЛЛАН

Когда я курил, то был эгоистичен и эгоцентричен. Я был одержим собой, избегал людей, мест и вещей, которые мешали курению: кинотеатров, долгих переездов на машине, общения с некурящими.

Когда я просыпался утром, то первым делом ещё лёжа в кровати поджигал сигарету. И последнее, что я делал перед тем как выключить свет, было курение в кровати. Я до боли ненавидел всех и всё, что мешало мне курить!

Сегодня я свободен. У меня нет желания и потребности курить, я не беспокоюсь, где и когда смогу это сделать, и я больше не зациклен на себе, как это было раньше.

Спасибо тебе, Боже, и нашим 12 Шагам! Я всё больше принимаю во внимание нужды окружающих и мне стало проще общаться с людьми, просить о помощи и предлагать её другим.

Сегодня я чувствую себя комфортно и свободно в любых компаниях и местах.

9 января

Никто не может заставить вас чувствовать себя
неполноценным без вашего согласия.
—ЭЛЕАНОР РУЗВЕЛЬТ

Что может быть унизительнее, чем курение возле мусорных
баков? Вы знаете, о чём я говорю. Я покидал рабочее место,
чтобы покурить. Я уходил из театров, ресторанов, собственного
дома. Я чувствовал себя таким жалким. Я знал, что мне требуется
покурить во что бы то ни стало—вне зависимости от времени, места и
цены. Не важно, кому я этим вредил, кого обижал и раздражал, никотин
был для меня всем. Я не мог жить ни с ним, ни без него.

Я совсем перестал себя уважать. Я чувствовал себя пойманным в
сеть, в ловушку, и совершенно безнадёжным. Отчаяние привело меня на
собрание Анонимных Никотинозависимых. Мне было ужасно страшно.
Примут ли меня курящим? Или выгонят вон?

Я благодарю свою Высшую Силу за место, где меня понимают, и где
я могу расти вместе с другими зависимыми от никотина. Я благодарен за
инструменты Программы, за собрания, слоганы, спонсорство и, в
особенности, за молитву. По милости Бога сегодня я свободен от
никотина и с каждым днём становлюсь всё более целостным.

---

*Сегодня я выбираю использовать инструменты Программы,
чтобы продолжать развиваться.*

10 января

Не нужно извинений, Раскаянье оставь, Ведь наш
роман расторгнут, Мы больше не друзья.
— УЧАСТНИК АНОНИМНЫХ НИКОТИНОЗАВИСИМЫХ

Мои отношения с табаком были похожи на нездоровую, хоть и
соблазнительную интрижку. Несмотря на то, что всё вокруг
предупреждало о том, что не стоит ввязываться, я всё равно
увлекался всё больше и больше. Я хотел получить всё, чего мне не
хватало в жизни. Я ощущал непреодолимую жажду, исходящую из
самых глубин моей личности.

Когда я рос, все вокруг меня курили, и это оказало сильное влияние
на моё развитие. Рекламные плакаты и киноленты в те времена
позиционировали курильщиков как сильных и страстных. Первый опыт с
девушкой выдался не самым удачным: я кашлял будто старик. Но вскоре
я приспособился, и это уже не мешало моим отношениям с девушками.

На собраниях я слышу правду о том, что табак никогда не был
верным другом. Он был упрямым задирой и драчуном, который всё хотел
делать по-своему. Ему было до лампочки, во сколько он мне обходится и
от чего я отказываюсь ради него. Когда наконец мы порвали, мне было
не за что извиняться.

*Сегодня я выбираю строить отношения на основе доверия и
заботы, а не на лжи и опасности.*

11 января

Мы не можем изменить что-то, пока не принимаем
это. Самоосуждение не освобождает, оно
подавляет.
—К. Г. ЮНГ

Унижая и ругая себя на чём свет стоит, я никогда не смогу добиться настоящих перемен. Такие модели поведения только усугубляют порочный круг зависимости. Я курил, чтобы подавить свои болезненные чувства, поэтому осуждение может лишь толкнуть меня назад к употреблению.

Первый Шаг говорит о том, чтобы принять и признать, что я бессилен перед зависимостью и что моя жизнь становится ужасной, когда я употребляю никотин. Пока я не приму истину целиком и полностью, я лишь притворяюсь, что живу. Только по мере того как я двигаюсь к полному принятию себя, я могу по-настоящему открыться для исцеления, которое я получаю от своей Высшей Силы.

Пока этого не произойдёт, я буду лишь воспроизводить одни и те же оправдания и ошибки, каждый раз ожидая нового результата. Это безумие всегда приводит меня к одному и тому же. Я употребляю никотин, чтобы получить облегчение, но после всегда ощущаю лишь вину и подавленность.

Принятие помогает мне перестать убегать. Спусковой крючок самоосуждения больше не работает. В выздоровлении я капитулирую перед истиной и принятием помощи, которые делают меня свободным.

*Сегодня я принимаю истину. Капитуляция помогает сгладить
острые углы и освобождает дорогу для настоящих перемен.*

12 января

Попытка развить чувство юмора и видеть вещи с
их смешной стороны
—ЭТО НЕКИЙ ВИД УЛОВКИ, КОТОРОЙ МОЖНО НАУЧИТЬСЯ, ОВЛАДЕВАЯ
ИСКУССТВОМ ЖИТЬ.—ВИКТОР ФРАНКЛ

Я помню, как сильно был подавлен первые дни без никотина. Глаза были постоянно на мокром месте, и иногда я действительно плакал. Было ощущение, будто бы я лишился лучшего друга, и мне казалось, что я никогда больше не буду счастлив.

С течением времени я обнаружил, что это вовсе не смертельно, а напротив, я стал значительно счастливее. Я многому научился у своих друзей в сообществе Анонимных Никотинозависимых. Однажды на собрании я говорил о том, как трудно мне было пройти мимо табачной лавки и какое сильное было искушение зайти внутрь. Одна из участниц в своём высказывании ответила на это: "я справилась с этим так: я махала рукой магазину, когда проезжала мимо него, напоминая себе о том, что мне больше не нужны сигареты".

В следующий раз, проезжая мимо магазина, я вспомнил о её методе, и это не только сработало, но и рассмешило меня. Я не очень много смеялся с тех пор как перестал курить, и этот случай стал одним из поворотных моментов. Я начал видеть всё больше юмора в разных обстоятельствах, ко мне вернулось наслаждение жизнью. Каждый раз, глядя на тех, кто курит на задворках офиса возле мусорных баков, я испытывал огромное облегчение, что мне больше не нужно этого делать. Всё то по чему я раньше скучал, перестало меня беспокоить, потому что я сменил своё отношение к этому. Я принял решение начать наслаждаться новой жизнью и своим новым выбором.

Теперь я легко и много смеюсь. Я ищу способы, как наслаждаться новой жизнью. И я всё ещё, бывает, машу рукой магазину, когда проезжаю мимо.

Сегодня я буду смеяться так часто, как только могу.

13 января

Целый лес может вырасти из одного жёлудя.
—РАЛЬФ УОЛДО ЭМЕРСОН

Первые минуты без никотина были настоящим чудом, которое стало результатом звонков и писем моим друзьям из Анонимных Никотинозависимых и церемонии прощания с ядом. Меня встретили с пониманием и юмором. Я мог выдержать только одну минуту, один час, один день. Это всё, на что я был способен, и мне было страшно даже думать о чём-то большем.

Когда я пришёл на следующее собрание, то с трепетом обнаружил себя одним из вас и свободным. Я очень много смеялся, а точнее говоря, хохотал в первые несколько недель. Я столько не смеялся за всю свою жизнь! Вероятно, меня смешил факт, что я не мог представить себя некурящим и полагался на вещество, от которого зависел последние двадцать лет. Первым настоящим чудом в моей жизни стала готовность, которая открывает дорогу к ещё большим переменам, за которые я бесконечно благодарен.

Сегодня я буду помнить, что чудеса случаются, если я готов их принять.

14 января

Лучше зажечь свечу, чем проклинать темноту.
—КИТАЙСКАЯ ПОГОВОРКА

Когда мой никотиновый демон шептал мне на ухо: "жизнь ужасна, иди покури", у меня был выбор, следовать этому убеждению или нет. Порой жизнь не сахар, но это жизнь, и обстоятельства порой складываются не лучшим образом, вне зависимости от того, курю я или нет. Для меня лучший способ справиться с чувствами—это признать их и дать им пройти, как волне или как внезапному порыву закурить. А также я принимаю решение следовать новым убеждениям.

Когда мне больно и плохо, я спрашиваю себя: "Это вопрос жизни и смерти? Могу ли я немного посмеяться над ситуацией здесь и сейчас? Есть ли выход?". Как правило, всё налаживается.

Сегодня я буду любить себя вне зависимости от того, что принесёт мне жизнь. Выход есть всегда.

15 января

У меня есть мечта ...
—ДОКТОР МАРТИН ЛЮТЕР КИНГ МЛАДШИЙ

Первый Шаг и признание того, что моя жизнь была кошмаром, также даёт мне возможность признать, что у меня есть мечта. Когда я обращаю внимание и намерение на субъект, я осознаю своё желание. Когда я как человек, живущий в никотиновом кошмаре, встречаю других, кто работает над мечтой о чистоте, более могущественная Сила становится досягаемой для меня.

Долгие годы я мечтал обрести чистоту. Я назначал даты, приуроченные к праздникам и дням рождения, но моя мечта снова и снова разбивалась о скалы зависимости. Я не мог выдержать тягу, поэтому продолжал заново отравлять себя новой дозой. Зависимость лопала мои мечты как мыльные пузыри, рушила мои надежды и отравляла цинизмом все юбилеи.

Мои мечты снова ожили, когда я присоединился к Сообществу Анонимных Никотинозависимых. Я искренне разделяю радость, когда другие участники отмечают свои юбилеи свободы от никотина.

С днём рождения, Мартин. Спасибо за мужество и страсть, с которыми ты следовал своей мечте. Хотя сопротивление приходит отовсюду, в Сообществе Анонимных Никотинозависимых люди собираются вместе и обретают долгожданную свободу. И у меня тоже есть мечта—быть свободным и жить чистым.

Сегодня я чествую свои мечты и свою свободу.

16 января

Выздоровление начинается в момент, когда страх
остаться зависимым становится больше, чем страх
существования без этого пристрастия.
—АНОНИМНЫЙ НИКОТИНОЗАВИСИМЫЙ

Ядумал, будто после 20 лет курения смогу выздороветь
моментально. Но работая по Программе я понял, что
прекращение употребления—всего лишь первый крохотный шаг
процесса выздоровления. Работа по Шагам принесла мне осознание, что
для выздоровления необходима полная перестройка личности, эмоций,
мотивов, сильных и слабых сторон характера. Я должен был научиться
переживать чувства—и хорошие, и плохие. Теперь, спустя годы
выздоровления, я могу смеяться и плакать, в конце концов, не боюсь
чувствовать и не пытаюсь скрыть чувства с помощью наркотика. Шаги
научили меня жить по-новому, жить свободным.

В самом деле, страх жить без сигарет был больше, чем страх того,
что я убиваю себя. В Анонимных Никотинозависимых у меня появилась
слабая надежда на то, что я смогу выжить без никотина. Программа дала
мне инструменты отказа от курения, обращения с тягой, эмоциями,
невероятными взлётами и падениями. Я чувствовал себя рождённым
заново и больше не жаждал никотина—у меня был опыт подлинной
трансформации.

Ещё на ранних этапах процесса выздоровления я начал понимать,
что не был слабым, глупым или ущербным, я был просто зависимым от
очень могущественного наркотика. Боль от отмены была
кратковременной, но боль продолжающейся зависимости была
разрушительной для тела, ума и души. Боль от отмены была просто
комариным укусом по сравнению с болью и страданиями остаться в
зависимости. Я научился нуждаться в поддержке и воодушевлении
вместо того, чтобы справляться с жизнью при помощи никотина.
Программа ведёт меня к более высокому уровню бытия, к месту, где я
найду правду, безмятежность, любовь, сочувствие и даже
больше—надежду на счастливую и здоровую жизнь.

*Сегодня я знаю, что выздоровление—это эволюционный процесс,
для которого требуется терпение, полная вовлечённость и
готовность освободиться от зависимости.*

17 января

Развивайте успех из неудач. Упадок духа и
неудача
—ДВА НАДЕЖНЫХ СРЕДСТВА ДЛЯ ДОСТИЖЕНИЯ УСПЕХА.
—ДЕЙЛ КАРНЕГИ

Я потерял близкого товарища, который умер от рака легких в день своего 58-летия. Он выкуривал около трёх пачек сигарет без фильтра каждый день. В следующем году многие другие люди, с кем я близко общался, также стали жертвами болезней сердца, инсульта, эмфиземы и других смертей, связанных с никотином. Я получал эти звоночки, но был не в состоянии бросить.

Один раз я бросил на 5,5 месяцев своими силами, но не смог иметь дело с ежедневными разочарованиями и в конце концов впадал в агрессию. Однажды я выкурил 2 пачки сигарет в течение нескольких часов после ссоры с менеджером из-за какой-то глупости. Я пытался бросить 13 лет, но так и не смог.

Я узнал о Анонимных Никотинозависимых от одной женщины, которая не употребляла никотин и не сходила с ума при этом. И хотя я все еще употреблял никотин, я пошел на собрание. Три месяца спустя Бог помог мне бросить. Было трудно, но с Богом я смог.

Сегодня я буду вспоминать, о том, чтобы передавать трудности моей Высшей силе. Я больше не должен полагаться на себя или употреблять какие-либо наркотики, чтобы справляться с жизненными потрясениями.

18 января

Конечно, формулы успеха не существует, за
исключением, возможно, безусловного принятия
жизни и того, что она приносит.
—АРТУР РУБИНШТЕЙН

Табак отравил мое тело и подарил бронхиты, приступы кашля и нравоучения от врачей и друзей, он отравил самоуважение и отношения с людьми. Никотиновая зависимость отравила и любовь к себе. Я думал, что не смогу бросить.

Каждый раз, бросая никотин, я чувствовал боль, и мне хотелось вернуться к табаку, чтобы не испытывать её.

Что я узнал в Анонимных Никотинозависимых, так это то, что нужно испытывать боль, капитулировать, принять боль отказа от табака и начать жить с любовью. Боль проходит, и ее место занимают хорошие чувства. Временами я все еще чувствую боль от жизни—это часть жизни. Но я благодарю Бога за то, что больше не отравляю себя и свои взаимоотношения.

Идти через боль существования свободным от табака—это самое ценное, чем я наслаждаюсь в течение этих лет.

Сегодня я приветствую рост, понимая, что расти иногда бывает больно.

19 января

Тот, кто верит только в то, что он может
полностью постичь, должен иметь или очень
проницательный ум или очень хрупкую веру.
—С.С. КОЛТОН

В этой Программе выздоровления, я слышал, случаются чудеса.
Как новичок, я скептически к этому относился. Как и другие
никотинозависимые мне понадобилось много времени, прежде
чем я был готов признать, что мне нужна помощь Программы
выздоровления. Я привык к мгновенным решениям, которые мог сам
держать в руках. Представление о принятии реальности, которую я не
мог контролировать, поначалу было за пределами моего понимания.

Чем больше времени я оставался чистым, тем яснее видел мир
вокруг себя. Когда упала завеса никотина, я увидел красоту мира. Я
чувствовал её запах, пробовал на вкус, прикасался к ней. Теперь я мог
прославлять мироздание и больше не пытался спрятаться от чуда,
называемого жизнью. Может быть, первым чудом было то, что я
остановился в употреблении никотина, но это было только началом моих
удивительных открытий.

Сегодня я вступаю на путь чудес.

20 января

"Но"

— ЭТО ТАКОЙ ЗАБОР, ЧЕРЕЗ КОТОРЫЙ НЕ МНОГИЕ ПЕРЕПРЫГНУТ.

— НЕМЕЦКАЯ ПОСЛОВИЦА

Размышляя на досуге о Делах и делишках, я подумал о том, что в течение жизни делал, но... Как часто я преграждал себе дорогу этим "но" и шел на попятную? Как часто совал сигарету в рот и шел на попятную? И как часто чувствовал себя слюнявым окурком, потому что в последний момент отступал и упускал возможность?

Хорош! Дайте вздохнуть свободно, эта Программа не о том, как почувствовать побольше стыда. Как и многие другие я слишком долго старался отморозиться от этого. Впрочем, список моих "но" можно было бы добавить в инвентаризацию Четвертого Шага. Чем больше я видел того, где пошел на попятную, тем лучше я видел, куда мне надо держать курс.

Я хочу проживать жизнь без всяких "если", "если бы", "но"... и окурков.

Сегодня я молюсь о том, чтобы мои окольные пути смогли бы подняться ввысь, а я смог двигаться более свободно к моим мечтам.

21 января

> Даже человек, правящий всем миром, несчастен,
> если не чувствует себя благословенным свыше.
> —ЛУЦИЙ АННЕЙ СЕНЕКА

Как легко забыть обо всём, за что я должен быть благодарен. Если бы восход и закат солнца происходил раз в год, это было бы национальным праздником. Предприятия и школы были бы закрыты, каждый бы планировал побыть с людьми, которых он любит, или в любимых местах. Без сомнения это было бы грандиозным событием.

Как часто я вспоминаю о благодарности? Я благодарен, что сейчас не нахожусь в активном употреблении никотина. Благодарен, что больше не несусь покупать и употреблять этот наркотик. Так легко забыть, когда я "голодный, злой, усталый и одинокий", что сегодня свободен от никотина и очень благодарен Высшей Силе за Программу и сообщество людей.

Если я забуду о благодарности, Высшая Сила, дай мне небольшой толчок—красивый восход или закат, чудесный день, звонок друга, восторженное приветствие домашнего питомца, пустую пачку сигарет на земле—не мою.

Сегодня я возьму паузу для благодарности. Я знаю, что "внимание на благодарности" сделает меня свободным.

22 января

Что я буду делать сегодня? Это зависит от того,
чью "волю" я выбираю слушать.
—АНОНИМНЫЙ НИКОТИНОЗАВИСИМЫЙ

У человеческих существ есть то, что мы называем свободной волей. Возможно, это правда, но люди, места, вещи в нашем окружении также влияют на наше мышление. Мы говорим, что у нас есть сила воли, но даже нормальные люди сталкиваются с тем, что признают: "Я знаю, что мне не следовало это делать, но . . .".

Мне, как зависимому человеку, силы воли недостаточно, чтобы остановить употребление. В конце концов, моя воля регулировалась определенным мышлением: я хочу никотин, наркотик моего выбора, и я употреблю никотин, наркотик моего выбора.

"Прийти к убеждению, что только сила более могущественная, чем я, может вернуть мне здравомыслие" — это может означать стать открытым новому мышлению, принять во внимание руководство и мудрость консультанта и/или спонсора, группы, Программы и веру в Высшую Силу, как я её понимаю.

Сегодня я открою себя возможности возрождения. Я не теряю
свою волю, а получаю в помощь Волю более могущественную,
которая поможет мне возродить свою жизнь.

23 января

> Никто не способен благодарить так, как тот, кому
> удалось выбраться из царства тьмы.
> —ЭЛИ ВИЗЕЛЬ

На сегодня у меня есть план, и это поможет снизить тревогу и растерянность в течение дня. Я не планирую на сегодня ничего особенного. Возможно, мне не удастся сделать всё запланированное, но мало-помалу я со всем справлюсь.

Каждый день меня ждут сюрпризы. Многие из них кажутся глупыми и совсем маленькими случайными радостями. В общем, это самый обычный день. Но для меня он всё равно особенный.

Сегодня, в предстоящие двадцать четыре часа, я не буду курить. Глубоко внутри я очень, очень этому рад. Сегодня мои пальцы не будут желтеть и вонять, мои руки будут чистыми и пахнуть кремом. Я прощаю себя за этот и за любой другой вред, что причинил себе пока курил. Всё это время я лишь делал лучшее, на что был способен. Но сегодня я свободен. Моё тело идёт на поправку, здоровье улучшается. Работа по Программе приносит мне эмоциональное и духовное исцеление. Я ищу здравый смысл и применяю инструменты, которые улучшают мою жизнь. Это трудно, но результат прекрасен.

Я свободен. Ужасное проклятие никотиновой зависимости больше не одолевает меня.

Сегодня я чувствую себя особенно хорошо. Я свободен от никотина и могу жить на полную катушку.

24 января

Я могу употребить никотин, если захочу, но
именно в этот момент я выбираю не делать этого.
— УЧАСТНИК СООБЩЕСТВА НИКА

По всей видимости, я совсем не разбиралась в теме, раз думала, что никотин помогает мне расслабиться, и ради этого курила. С тех пор как я перестала кормить свою зависимость, я нашла новые, более здоровые методы расслабления, и это помогает мне несказанно больше, чем сигареты. Больше всего мне нравится кататься на велосипеде, ходить на занятия стретчингом, йогой, заниматься рукоделием и искусством, а также медитировать.

Теперь я на пути выздоровления, и я заново открываю то, что мне нравится, и что приносит мне покой. Один из излюбленных методов снятия стресса для меня — массаж раз в месяц. Без сомнения, это "более лёгкий, удобный путь" по сравнению с тем, сколько денег я тратила на сигареты.

Сегодня я вижу, какие глубины боли и отчаяния никотин создал в моей душе, и хотя мне может быть очень страшно, только сегодня я выбираю не употреблять никотин ни в какой форме.

25 января

> Тот, кого несут на носилках, не понимает, как
> далеко ещё до ближайшего населённого пункта.
>
> —НИГЕРИЙСКАЯ ПОГОВОРКА

Все долгие годы активного употребления никотина я даже не подозревал о новом опыте и всём спектре чувств, от которых отказывался, будучи под действием наркотика. Из-за того, что курение вполне легально и социально приемлемо, я и подумать не мог, что всё это время отгораживался, буквально проносился сквозь жизнь без осознания собственных эмоций.

Сегодня я больше не живу за дымовой завесой. Я свободен чувствовать и испытывать всё, что приготовила для меня жизнь. "Проживать жизнь на её условиях" нелегко, и мне нужна помощь Анонимных Никотинозависимых. Но сегодня я вижу прекрасный город за холмами и не завишу от никотиновых носилок, чтобы туда попасть. Я знаю, что Высшая Сила покажет мне путь. Теперь я доверяю своим чувствам вместо того чтобы прятаться от них.

Сегодня я полагаюсь на Анонимных Никотинозависимых, и они показывают мне, как жить без зависимости от наркотика. Я полагаюсь на свою Высшую Силу и доверяю собственным чувствам.

26 января

Только те, кто способны видеть невидимое,
способны сделать невозможное.
—АЛЬБЕРТ ЭЙНШТЕЙН

Когда я испытываю стресс и давление, которые раньше побуждали меня закурить, теперь я помню, что у меня есть возможность выбрать другой ответ на эти обстоятельства.

Я выбираю иной путь, нежели слепо следовать автоматическим эмоциональным реакциям на любой стимул или раздражитель и быть жертвой этих реакций. Я спрашиваю себя, могу ли я контролировать или изменить эту ситуацию или стрессовый фактор. Я выбираю передать обстоятельства в руки Высшей Силы и подумать о том, что лично мне под силу сейчас сделать и улучшить. Не важно, что происходит вокруг меня и что делают и говорят другие люди. Ни один человек не способен заставить меня испытать какое-либо чувство или эмоцию без моего согласия. Никто не может лишить меня свободы сделать шаг назад и выбрать свой ответ.

Я вижу и слышу, как люди реагируют на малейший стимул или раздражитель. Они выглядят так, будто взваливают на свои плечи огромные валуны до тех пор, пока не будут совершенно прибиты, так, что не могут вынести это ни секундой дольше. Такие люди либо находят выход, либо погибают.

Сегодня я могу и буду жить иначе. С помощью нашего Сообщества и своей Высшей Силы я выбираю жить в душевном покое без необходимости убегать.

27 января

Невежественный человек становится злобным.
Кто мудр, тот понимает.
—ИНДИЙСКАЯ ПОСЛОВИЦА

В Молитве о душевном покое мне очень нравится идея принятия. Это такая глубокая концепция! Если я беру паузу и принимаю, что, возможно, мой путь не единственно верный, или что я не могу контролировать поведение других людей, то мой гнев рассеивается и я могу быть более открытым и лучше принимать ситуацию, которая поначалу вызывала у меня большой дискомфорт. Чувства подскажут мне, какой урок мне следует выучить, и я могу приходить к пониманию.

Сегодня я постараюсь быть более принимающим, чтобы превратить свою злость в понимание.

28 января

Ветер перемен помогает найти верное
направление.
—МАК АНДЕРСОН

Ц арский трон, куда я на многие годы посадил никотин, переходит теперь к моей Высшей Силе, которой нет равных. После бесчисленных попыток бросить курить с помощью собственной силы воли и добрых дел, когда я был сам для себя Мистер Сообщество—собирал собрания, угодничал и был озабочен мнением обо мне других людей, я лишь падал и соскальзывал в употребление вновь и вновь.

Настал день, когда я осознал, что мои собственные ресурсы меня подводят. Но, слава Богу, выздоравливающие члены нашей Программы написали книгу, на одной из страниц которой сказано: "возвращение к употреблению было частью процесса достижения дна".

Конечно же, там не предлагается идти и вновь кормить свою зависимость. Там лишь говорится, что я узнаю о своём состоянии больше. Через неудачи я научился, что, предоставленный лишь собственной силе, я обречён до самого конца жить зависимым. Моя Высшая Сила—единственная защита от этой смертельной болезни, и теперь она по праву заняла трон. Я занимаюсь только служением Доброму Царю, принимая от Него уроки и наставления, и отдавая опыт другим членам сообщества, кто всё ещё страдает.

Сегодня я осознаю, что у меня нет эффективной умственной защиты против этой болезни. Мой Царь сделал для меня то, что я не мог сделать для себя сам.

29 января

*Если вам хватает смелости начать, то вам хватит
смелости и преуспеть.*
—ДЭВИД СКОТТ

Последний раз я закурил после почти шестидесяти дней перерыва. Затем пришла тяга. Я сидел на собственной кухне, приказывая ей уйти прочь, но она отказывалась. Я встал на колени и молился, но и это не помогло. Я позвонил по меньшей мере семи другим зависимым от никотина, но тяга наотрез отказалась уходить. Я сделал всё, что было возможно, чтобы избавиться от этой неугомонной тяги. Ничто не сработало. Зависимость одержала победу.

Тем не менее, это стало ценным уроком. Я понял, что всё ещё пытался контролировать свою зависимость. Я увидел, что самых огромных усилий с моей стороны было недостаточно, чтобы защитить меня от зависимости. Чтобы остановиться, мне совершенно точно нужна была помощь чего-то Божественного, неземного. Тогда я, в конце концов, целиком и полностью признал своё бессилие перед никотином и стал позволять Богу обеспечить мою защиту.

Теперь я работаю со спонсором над Шагами Восьмым и Девятым. Я позволяю Богу и спонсору вести меня к свободе от никотина. Если бы не Анонимные Никотинозависимые, я бы так и остался рабом в никотиновом королевстве.

Сегодня я препоручу свою зависимость Богу и поблагодарю Его за то, что Он хранит меня на пути к радости и душевному покою.

30 января

Возьми Бога в церкви и принеси домой. Он скажет
тебе спасибо и поделится своими игрушками.
—ЛОН СПИЖЕЛМЕН

Чем крупнее песчинка, тем легче её удержать на ладони. Так и в жизни: самые незначительные мелочи сложнее всего контролировать.

Единственная ситуация, в которой промедление может помочь—это когда я применяю его к никотиновой зависимости.

Это Программа Позитивного Промедления или ППП (Positive Procrastination Program, PPP). Когда приходила тяга к сигаретам, я произносил эти буквы—ППП, и откладывал курение на определенный период времени, обычно несколько минут.

Так как я дистанцировал себя во времени от первоначальной тяги, может на 2 или 3 минуты, то я забывал о курении до следующей тяги. Продолжая выздоровление, я соединял несколько ППП вместе, пока не смог окончательно отказаться от никотина.

Сегодня я помню о том, чтобы отдать зависимость Богу и благодарю за то, что Он поддерживает меня на пути радости и душевного покоя.

31 января

Великое утешение может произрастать из самого
маленького слова.
—ШВЕЙЦАРСКО-НЕМЕЦКАЯ ПОСЛОВИЦА

Будучи в активном употреблении, я был поглощен чувством, что мне нужно намного больше. Тяга все искажала. Малым довольствоваться не хотелось, многого было недостаточно—я нуждался в большем. Чтобы чувствовать себя в безопасности, мне требовалось иметь больше, чем было нужно на самом деле.

Как только в моем организме не осталось химического вещества, вызывающего тягу, вместе с ним ушли и панические атаки. Без бесконечной паники, которую создавала тяга, я стал больше ценить то, что уже имел.

В выздоровлении я слушаю и читаю тексты, которые снижают тревогу и утешают меня, если я в отчаянии и безысходности. Я нахожу веру, как обнаруживают жемчужины—даже припрятанной в крошечных местах и кратких моментах. Когда я отвожу время, чтобы вспомнить девизы Сообщества, то нахожу, что день легкий, дух пробудился, легкие расширяются от спокойного дыхания. И этого вполне достаточно.

Сегодня я "благодарен за благодать", также как и за все маленькие вещи, которые так обогащают мою жизнь.

1 февраля

> Полная и абсолютная вера в Бога и в себя
> —вот единственный навык, который нужен для
> самого лучшего, творческого и продуктивного
> взаимодействия в каждой ситуации, с которой вы
> сталкиваетесь
>
> —КЕН КЕРИ

О, мой Бог, каким я понимаю Тебя, прошу, дай мне, пожалуйста, всё, что нужно для чистой от табака жизни.

Для меня табак—яд, и я становлюсь зависимым от него. Он управляет моей жизнью. Прошу тебя, Боже, помоги, пожалуйста, веди меня "один день за раз" в попытках жить свободным от смертельной зависимости. От этой же зависимости страшным образом умерла моя мать. Я искренне верю всем своим существом, что Твоя воля в отношении меня, чтобы я жил свободным от никотинового наркотика, который употреблял много лет. Спасибо, Господи, за все до единого моменты свободы от навязчивого кормления зависимости.

Сегодня я знаю, что могу жить свободным от никотина, пока я принимаю помощь щедро дарованную мне Высшей Силой.

2 февраля

Не все, с чем я сталкиваюсь, можно изменить, но
ничего нельзя изменить, пока я с этим не
столкнусь.
—ДЖЕЙМС А. БОЛДУИН

Самая важная вещь для меня—жить свободным от никотина. От этого зависят мои жизнь и здоровье. Это первостепенно значимо для моего духовного роста, физического существования, самоуважения и эмоциональной устойчивости. Я не хочу расходовать впустую жизнь и финансы, пребывая в зависимости, которая убивает и калечит людей в расцвете сил, отрезает нас друг от друга и нашей Высшей Силы.

оже, пожалуйста, помоги мне жить по 12 Шагам. Помоги искать помощи для себя. Помоги давать помощь другим. Помоги проживать эту жизнь честно, так как Ты хотел бы, чтобы я жил. Я молюсь о том, чтобы жить "только сегодня", делая "следующую правильную вещь". Работа по нашим 12 Шагам помогает мне избежать физической, эмоциональной и духовной смерти, и я благодарен за это.

Сегодня я знаю, что Бог спрашивает, "делаю ли я следующую правильную вещь".

3 февраля

Реалистично взглянув на то, какую власть имел
никотин над нами, мы увидели, что он полностью
контролировал нас.
—КНИГА АНОНИМНЫХ НИКОТИНОЗАВИСИМЫХ

Я курил с младенчества, пассивно вдыхая дым от обоих родителей, которые были заядлыми курильщиками. Я стал "полноценным" курильщиком, когда мне было 16. Я верил, что несмотря ни на что смогу контролировать процесс и только "баловаться" сигаретами, но табак побеждал меня каждый день. После 30 лет заядлого курения и бесчисленных попыток бросить, я оказался на собраниях Анонимных Никотинозависимых, но продолжал курить ещё несколько месяцев.

Потом случилось чудо. Я не употребляю табак и никотин, в любой форме, уже более 4 лет.

Я всё ещё посещаю собрания и очень благодарен, что могу жить без никотина "день за днём". Я верю в то, что молитва о готовности бросить и работа Бога вместе с руководством моей Высшей Силы через наше Сообщество дает мне возможность жить чистым от никотина.

Сегодня я благодарю Бога и Сообщество, что я нашел Анонимных Никотинозависимых и чудом остаюсь чистым.

4 февраля

Мы осознали, что жили в грандиозном обмане.
Мы вовсе ничего не потеряли.
—ИЗ ОБЕЩАНИЙ АНОНИМНЫХ НИКОТИНОЗАВИСИМЫХ

Никотин ограничивал меня, я был рабом. Я начал курить, чтобы быть принятым среди своих, стать их частью. После 35 лет употребления, как зависимый человек, я больше не получал одобрения. Те, на кого я равнялся, давно бросили курить. Я чувствовал себя изгоем.

Я жил в страхе, что окажусь там, где не смогу курить. Длительные перелеты на самолете стали невозможны.

5 лет я свободен от навязчивой необходимости строить свою жизнь вокруг никотиновой зависимости. Волен идти куда захочу и оставаться там, сколько захочу. Я свободен.

Сегодня, Господи, я выбираю дар жить свободным от никотина. Господи, не дай мне забыть о тех ограничениях в жизни, которых требовало курение.

35

5 февраля

Мы знали, что нам пора прекратить жить в одиночку с нашими внутренними конфликтами и честно доверить это Богу и другому человеку.

—АНОНИМНЫЕ АЛКОГОЛИКИ

Сон был беспокойным, общее самочувствие неважным. Более 5 месяцев я звонил спонсору каждый день, но неохотно делился тем, как я себя чувствовал на самом деле. Когда у меня что-то не ладилось, спонсор просил меня почитать литературу, а я не хотел заморачиваться.

В конце концов я честно поговорил со спонсором, и он показал мне, что я пытался торговаться с Богом. Я говорил: "Боже, если ты только позволишь мне выбрать свой путь в отношении вот этого, то я продолжу капитуляцию перед Твоей волей в отношении меня". Я отказывался капитулировать и спонсор растолковал мне, что это выглядит жалко. Он был прав. Я был жалок, но отчаянно хотел быть "счастливым, радостным и свободным". Вместо того, чтобы в очередной раз давать мне ответ, спонсор говорил, что ответ находится в книге, если я захочу ее прочитать.

Мне напомнили, что нужно молиться о воле Бога, а не моей и продолжать молиться в течение дня, когда я упорствую и настаиваю на своем. Я испытал облегчение.

Сегодня я благодарю Бога за спонсора и всех тех, кто является для меня зеркалом, в котором я могу видеть себя в истинном свете.

6 февраля

Мы расслабляемся и не нервничаем. Мы ни с кем
и ни с чем не боремся.
— АНОНИМНЫЕ АЛКОГОЛИКИ

Мне нравится слоган "чем проще, тем лучше". У меня есть врождённая склонность переживать по мелочам. В прошлом я верил, что жевание табака снижает стресс, а теперь я знаю, что никотиновая зависимость лишь повышала уровень стресса, понижая при этом самооценку и чувство безопасности.

Я также понял, что порой стресса не избежать. Когда у меня повышается кровяное давление и появляются другие симптомы стресса, мне хочется расслабиться. Иногда одно лишь воспоминание о слогане "чем проще, тем лучше" приносит облегчение. Это мой выбор — помнить, что нет такой вещи или ситуации, которая была бы поводом и стоила того, чтобы закурить. Абсолютно ничто на свете того не стоит. Я вспоминаю, что вернуться к жеванию табака из-за какой-то стрессовой ситуации — это долгосрочный ответ на мимолётную проблему.

Сегодня в стрессовой ситуации, вместо того чтобы искать никотин, я буду глубоко дышать и стараться думать позитивно.

7 февраля

Бывает, что мимолётные озарения стоят всего
жизненного опыта, вместе взятого.
—ОЛИВЕР ВЕНДЕЛЛ ХОЛМС

Мой вклад в выздоровление от никотиновой зависимости был и
есть несравнимо меньше, чем вклад в это моей Высшей Силы.
Моей задачей было искать и находить Высшую Силу, взывая к
ней и признавая её мощь. Сорок три года курения по три пачки в день
доказывают, что я бессилен перед никотином.

Я смотрел, как другие зависимые выздоравливают с помощью
Двенадцатишаговых Программ. Я знал, что Шаги работают, и что Бог
благословляет тех, кто искренне применяет Шаги в жизни. Я спросил
Бога, какие у Него планы на меня, и попросил Его дать мне сил на этом
пути, если мой отказ от курения поможет выполнению Его планов. Я
согласился сотрудничать с чудесами, и это выражалось в моей
готовности использовать любые доступные средства выздоровления. Я
обещал, что если достигну успеха, то расскажу всем об этой необычной
Силе, помогающей бросить курить.

Недавно я отметил двухлетний юбилей свободы от никотина. Как бы
забавно это ни звучало, но в Сообществе Анонимных
Никотинозависимых у меня есть возможность делиться с другими
"опытом, силой и надеждой".

*Сегодня я благодарен Богу за мужество изменить то, что могу, и
за мудрость во всём остальном полагаться на Бога.*

8 февраля

Мы не исцелились полностью. Что у нас есть на
самом деле
—ЭТО ЕЖЕДНЕВНАЯ ОТСРОЧКА ПРИГОВОРА, ЗАВИСЯЩАЯ ОТ ПОДДЕРЖАНИЯ
НАШЕГО ДУХОВНОГО СОСТОЯНИЯ.—БИЛЛ У.

Я никогда не верил, что смогу прекратить употреблять никотин. Я предпринял несколько жалких попыток в течение года, но у меня не получилось сделать это самостоятельно. В чём была проблема? Неужели я был настолько слаб или упрям? Или мне не хватало силы воли? Или я был слишком своеволен? Это не важно. Я безнадёжно застрял в никотиновой ловушке и не на шутку испугался.

Я молился, чтобы моя Высшая Сила помогла мне. Я читал книгу Анонимных Алкоголиков "Пришли к убеждению" о том, как одержимость употреблением алкоголя была устранена у людей с помощью их Высшей Силы. Я не мог сделать это опираясь только на собственные силы. Никотин контролировал абсолютно все стороны моей жизни. А потом, однажды утром, никотиновая одержимость ушла.

Это был дар. Стать свободным от этого кошмара—вот настоящее чудо. Сперва я получил дар, а затем мне потребовалось поддерживать эту свободу путём постоянной бдительности. Я знаю, откуда исходит моя свобода, и благодарю мою Высшую Силу, говорю с Ней каждый день, стараюсь достичь благодарного отношения к жизни, посещаю собрания, читаю двенадцатишаговую литературу и делюсь своим "опытом, силой и надеждой" с другими. Как прекрасна жизнь без зависимости, и я готов делать ежедневную работу для того, чтобы оставаться свободным.

Сегодня по Благодати моей Высшей Силы я свободен от никотина. Пожалуйста, помоги мне таким и остаться.

9 февраля

Единственным условием для членства в
Анонимных Никотинозависимых является
желание прекратить употреблять никотин.
— ТРЕТЬЯ ТРАДИЦИЯ АНОНИМНЫХ НИКОТИНОЗАВИСИМЫХ

Когда я впервые пришёл на собрание Анонимных
Никотинозависимых, я всё ещё курил. Потом мне стало неловко
от того, что обо мне думают другие участники группы, и я
бросил. Но это была недостаточно веская причина, чтобы продолжать не
курить, поэтому через двадцать девять дней я снова закурил и перестал
ходить на собрания.

Через год я вернулся. На этот раз я был решительно настроен
сдаться перед своей зависимостью и препоручить её Богу. Мне
потребовалось ещё пятнадцать месяцев, чтобы научиться отпускать.
Третья Традиция разрешила мне "продолжать приходить на собрания",
чтобы я мог учиться.

В конце концов я научился доверять своей Высшей Силе и выбрал
заветную дату. С помощью Бога я был готов не только потерпеть, но и
спокойно принять тягу.

Я продолжал приходить на собрания, потому что нуждался в этом, а
также потому, что Анонимные Никотинозависимые сказали, что я могу
это делать.

*Сегодня я помню слова Матери Терезы: "Бог не призывает нас
достигать успеха. Он призывает нас только верить".*

10 февраля

> Процесс изменений подобен тому, как сажают
> зёрнышко и смотрят, как оно прорастает, а затем
> распускается цветком.
>
> — МЕЛОДИ БИТТИ

О дним из чудес, которые произошли со мной когда я перестал курить, было то, что я научился любить себя. Без никотина я научился тому, что у меня есть выбор, и начал делать для самого себя то, в чём я нуждался. Этот путь был не лёгок. Я потерял много друзей, кому не нравилось то, кем я становился. Но на место тех друзей пришли люди, которые действительно любили меня самого, за то, кто я есть, а не за то, что я мог им дать.

Я увидел, что употребление никотина не уменьшает стресс в жизни, а продлевает его. Никотин не помогал мне справиться, а лишь запирал меня в ловушку нездорового поведения. После того как я бросил, я стал больше осознавать свои чувства и увидел, какие есть варианты выбора. Я видел, как посещение собраний и служение помогало мне воздерживаться от закуривания "только сегодня".

Я научился достигать целей. До того как я пришёл в Анонимные Никотинозависимые, я требовал незамедлительного вознаграждения. А сегодня я готов ждать и работать над достижением целей. И это удивительно прекрасное ощущение.

Сегодня я живу настоящим и благодарю Бога за свободу делать выбор, ставить цели и наслаждаться настоящим моментом.

11 февраля

*Испытав духовное пробуждение в результате этих
Шагов, мы старались нести послание тем, кто
употребляет никотин, и применять эти принципы
во всех наших делах.*
—ДВЕНАДЦАТЫЙ ШАГ

Я сидел в холле перед собранием другого Двенадцатишагового Сообщества, когда одна знакомая подошла и прикрепила на доску объявлений визитку с вопросом: "Вы хотите бросить курить?".

Я хотел не столько перестать курить, сколько обрести возможность остаться некурящим. Я бросал много раз и каждый раз после этого возвращался к своей привычке и зависимости.

Я решил прийти на своё первое собрание. Мне ужасно хотелось представиться там бывшим курильщиком, поэтому я три дня перед этим не курил. С помощью этой Программы я научился продолжать жить свободным от никотина. Теперь я "несу послание" другим никотинозависимым, кто всё ещё страдает.

---

*Сегодня я позволяю жизни протекать через меня и
благословлять меня и других.*

12 февраля

Дышите глубже. Бывает, мы сопротивляемся
чему-то болезненному, словно выстрел. Или кто-
то просит нас успокоиться. Как насчёт того,
чтобы только сегодня сказать себе "сделай
глубокий вдох". Вы не обязаны ничего объяснять.
Но какое же это счастье
—СДЕЛАТЬ ГЛУБОКИЙ ВДОХ.
—ПРЕПОДОБНЫЙ ДЖОЕЛ ХЬЮС

Каждый раз при встрече с незнакомыми людьми я чувствовал
нужду покормить свою никотиновую зависимость. Первая же
затяжка приглушала моё чувство страха. Я чувствовал себя
более подготовленным к знакомству.

Меня беспокоило, что для того чтобы почувствовать себя
нормально, мне требовался никотин, и только так страх уменьшался до
контролируемого уровня.

Приходя на собрания и работая по Шагам, я научился любить себя.
По мере того как я учился любить себя, я отпустил свой страх встречи с
новыми людьми. Я также понял, что нравлюсь не всем, и это в порядке
вещей.

---

*Сегодня я благодарю Бога за то, что Он избавил меня от страхов
и позволил мне знакомиться с новыми людьми без наркотика.*

13 февраля

Нигде человек не может найти утешителя или
более спокойного убежища, кроме как в своей
душе.

—МАРК АВРЕЛИЙ

Раньше я и не думал никогда о том, чтобы попросить Бога освободить меня от одержимости употребления никотина. Это казалось вполне нормальным, потому что многие люди, которых я знал, употребляли никотин в той или иной форме. В какой-то момент курение перестало считаться нормой, и люди вокруг меня стали один за другим бросать курить.

В конце концов я не смог больше отрицать опасность. Болезни, причиной которых был наркотик моего выбора, смертельны. Я начал осознавать, что должен бросить.

Я нашел Анонимных Никотинозависимых и 12 Шагов. Молитва и медитация приближают меня к Высшей Силе и помогают на пути выздоровления.

Сегодня я благодарю Бога за помощь в том, чтобы оставаться чистым от никотина "день за днём"—на всю оставшуюся жизнь.

14 февраля

Я предвкушаю сегодняшний день: сегодня вечером
собрание Анонимных Никотинозависимых.
— ЧЛЕН СООБЩЕСТВА АНОНИМНЫХ НИКОТИНОЗАВИСИМЫХ

Как и многие другие в нашей Программе, я смог бросить сам, но не смог сохранить чистоту надолго. Потом я нашел Анонимных Никотинозависимых. Собрания определённо были ответом на мою проблему зависимости. То, что я был с другими, разделяя наш "опыт, силу и надежду", изменило мою жизнь к лучшему. Я благодарю Бога каждый день, что я не должен кормить мою зависимость. Я благодарю Бога за Сообщество Анонимных Никотинозависимых, потому что без этой Программы я вернулся бы к зависимому существованию. Я наслаждаюсь жизнью и хочу сохранить ее такой: свободной от никотина.

Сегодня я благодарю Бога за наше Сообщество и свободу от
зависимости.

15 февраля

Человек созидает или разрушает себя сам. Он
развивается, делая правильный выбор. Как
существо имеющее силу, ум, любовь, будучи
хозяином своих мыслей, он держит в руках ключ
от каждой ситуации.

—ДЖЕЙМС АЛЛЕН

Анонимные Никотинозависимые дали мне желание
выздоравливать и преодолеть мою зависимость. Это дало мне
чувство безопасности, товарищества и сопричастности.

С тех пор как я побывал на первом собрании Анонимных
Никотинозависимых, я больше не кормлю зависимость. Когда я впервые
услышал слоган "продолжай посещать собрания", моим ответом было:
"С удовольствием!". Мне нравится делиться опытом, силой и надеждой и
слушать то, чем делятся другие. Регулярно посещая собрания, я научился
жить без наркотика моего выбора —никотина. Всякий раз, когда я вижу
новичка на собрании, я представляюсь, забочусь о том, чтобы у него
было расписание встреч и всегда напоминаю: "Продолжай посещать
собрания".

*Сегодня я благодарю Бога за Программу и наше Сообщество,
которое воодушевляет меня "приходить снова".*

16 февраля

*На самом деле я практичный мечтатель… Я хочу
претворить мечты в жизнь насколько это
возможно.*
—МАХАТМА ГАНДИ

Я был порабощён никотином. Может, это звучит как-то
преувеличено, но никотин мешал мне узнать самого себя и
делать то, что я на самом деле хотел делать в жизни. Я был
зависимым: курил от одной до двух пачек в день в течение сорока лет.

Я никогда не чувствовал, что могу положиться на собственные
возможности и нуждался в чём-то, что изменит моё настроение. Полагал,
что смогу лучше думать, писать, лучше вести машину, говорить более
умно, когда покурю.

Последние 20 лет зависимости я был истощён страхом последствий
употребления, но тем не менее боялся жить без сигарет. Я был в
ловушке.

Сегодня, благодаря Программе 12 шагов Анонимных
Никотинозависимых и моей группе, я другой человек—я свободен.
Свободен жить той жизнью, о которой прежде мог только мечтать.

Недавно я отпраздновал 6-летнюю годовщину чистоты от никотина в
Южной Африке, в деревне, помогая учить английский, естественные
науки и математику и работая как волонтер в проекте общественного
развития.

---

*Сегодня я люблю то, что я делаю, и люблю чувствовать себя
свободным от никотина.*

17 февраля

*Если двери восприятия были очищены, мир
предстанет таким, какой он есть,—бесконечным.*
—УИЛЬЯМ БЛЭЙК

Жизнь—подарок моей Высшей Силы. Я никогда этого не
понимал, пока курил. Была постоянная депрессия, отрицание
того, что я делаю с жизнью, саморазрушение, которое
отвергало этот подарок.

Теперь, когда я двигаюсь по другой стороне—от смерти к жизни, я
это вижу. Я могу ценить этот подарок и заботиться о нем. Жизнь стоит
того, чтобы жить. Депрессия проходит и наконец становится легче.
Вместо того, чтобы разрушать себя, я веду активный образ жизни,
продлевающий жизнь: бегаю, езжу на велосипеде, плаваю, прохожу
ежегодное медицинское обследование, хорошо ем и сплю.

Я не знаю, как объяснить другим зависимым от никотина, что
находится там, за дверью, по другую сторону зависимости. Но, если
дверь открыть достаточно широко, можно увидеть абсолютно новое
направление жизни—там, на другой стороне, живет надежда, а не
отчаянье. И новая свобода, которая больше просто свободы от никотина:
свобода от негативного направления жизни—жребия зависимого
человека.

Войдите в эту дверь. Будет больно. Предстоит борьба с демонами,
искушениями, непроглядной тьмой. Но Высшая Сила и друзья из
Программы будут там, чтобы помочь вам сделать то, что невозможно
сделать в одиночку. Я слышу голос сердца: "Мужество—это страх,
который молится".

Я познал на опыте, что такое чудо.

*Сегодня я открываю дверь страхам с мужеством и поддержкой
друзей из Программы.*

18 февраля

Пространство для того, чтобы быть в своей жизни
тем, кем вы можете стать, уже заполнено тем
немногим, чем вы довольствуетесь вместо этого.
—ГРЕЙС ТЕРРИ

В течение 20 лет я боролся за то, чтобы бросить курить, но никогда не мог остаться чистым. 14 из этих лет—после удаления левого лёгкого. Всякий раз, когда я бросал, это становилось каторгой—физической и эмоциональной. Всякий раз, когда я бросал, это был очень короткий период. Я не думал, что для меня это когда-нибудь станет возможно. И я знал, что если снова это сделать и снова потерпеть поражение, я умру курящим. Я был безнадёжно зависим, и зависимость набирала силу.

Затем мой сын-подросток подсел на алкоголь и наркотики. В начале выздоровления он конфронтировал со мной. Он сказал, что всю свою жизнь каждое утро он слышал мой сухой, отрывистый кашель и очень боялся, что я умру и он останется один. Как я мог быть настолько слеп к тому, какой урон я наношу моему любимому единственному ребёнку?

Я нашёл Анонимных Никотинозависимых. Вы показали мне ложные убеждения о никотине. Вы были счастливы жить без никотина. Всякий раз, когда я вижу курящего человека, я учусь останавливаться для момента истины. Вместо того чтобы завидовать им, потому что "они могут курить, а я нет", я учусь "благодарить Бога за то, что я чистый сегодня". В этот удивительно короткий промежуток времени, на место желания становятся эти верные слова.

Сегодня я благодарен быть "счастливым, радостным и свободным". Я люблю жизнь—она замечательна.

19 февраля

Единственная вещь, которой следует бояться, это страх самого себя — безымянный, беспричинный, неоправданный ужас, который парализует необходимые усилия для преобразования отступления в наступление.
— ФРАНКЛИН Д. РУЗВЕЛЬТ

Я воспринимал чувства как непреложные факты, поэтому мне требовался никотин, чтобы облегчить своё состояние. Вы же показали мне, что только я сам могу решить, какая сила и какая реальность будут стоять за моими чувствами. Я научился признавать свои чувства и искать уроки, на которые они указывают. Я научился изменять то, что могу. Я узнал, как устанавливать и укреплять свои границы и уважать границы других людей.

Ещё буквально вчера я изо всех сил с боем прорывался сквозь свои страхи. Если что-то не поддавалось моим усилиям, я просто должен был быть ещё жестче. Анонимные Никотинозависимые научили меня: "Отпусти и отдай Богу". Сегодня я учусь постепенно освобождаться от страхов во всех областях моей жизни. Я учусь укреплять новое видение себя, вместо того чтобы бороться против старого поведения.

Вместо утверждения "я боюсь петь на публике", утверждаю "Бог дал мне талант, и я рад им поделиться". Вместо утверждения "я боюсь высоты", утверждаю "я свободен наслаждаться высотой". Все утверждения выражают чувства. Ничто не является истиной. Я свободен выбирать, то что хочу для моей правильной установки.

Сегодня я позабочусь о том чтобы подобрать слова которые следует за словом "я". Я знаю, что они станут моей правильной установкой.

20 февраля

Страх—тиран и деспот, ужаснее катастрофы,
опаснее змеи.
—ЭДГАР ВОЛЛЭС

Когда я только училась ходить, я залезла на письменный стол, сняла с полки один из папиных журналов и прислонилась к окну, чтобы его "прочитать". Но окно треснуло, и я выпала со второго этажа прямо на спину. С тех пор я была уверена, что именно это стало причиной моей боязни высоты. Этот страх ограничивал меня в том, что для других было развлечением: мне приходилось избегать таких вещей как лыжные фуникулеры и полёты на воздушном шаре. Я всегда открещивалась, мол, в один прекрасный день я обязательно начну работать над преодолением этого страха.

Однажды я поняла, что делала из этого страха мантру, давала ей силу всякий раз, когда произносила или думала: "я боюсь высоты". Тогда я сменила тактику и стала вместо этого утверждать: "я отпускаю свой страх". Я также купила сборную модель воздушного шара и поставила её на рабочий стол, чтобы это напоминало мне: "я свободна наслаждаться высотой".

Кроме этого, я больше ничего не делала. Я не ходила к терапевту, чтобы учиться работать со своим страхом и проживать панику. Я просто провозглашала свою новую свободу.

Несколько дней спустя у меня появилась возможность её проверить. Точнее, мой муж специально сделал мне такое испытание. Я повторила про себя своё утверждение о свободе и посмотрела вниз. Паники не было, я испытала лишь лёгкий трепет и выбрала думать, что это из-за невообразимо прекрасного вида.

Сегодня я осознаю свой страх и решаю, полезен ли он для меня.
Если нет, то я мягко отпускаю его и утверждаю свой новый
выбор.

21 февраля

Мы также начинаем любить себя.
—АНОНИМНЫЕ АЛКОГОЛИКИ

Смена сезонов—очевидное проявление работы Высшей Силы в мире. Мне следует осознать, что и во мне Высшая Сила производит свою работу. Я уникальное и бесценное создание. Я не один из одинаковых моделей, снятых с производственной ленты. Напротив, я создан особенным и единственным в своём роде.

Мне свойственно часто думать о себе как о второсортном. Не знаю, связано ли это с травмами детства или у меня просто низкая самооценка, но я привык думать о себе как о недостойном.

Это стало одной из причин, почему я курил—чтобы заглушить ощущение дискомфорта, которое я испытывал в собственной шкуре.

Прелесть Двенадцати Шагов в том, что они помогают познать самого себя с той точки зрения, с которой моя Высшая Сила меня знает и любит. Лучший инструмент я нашёл в Четвёртом Шаге. Мне хотелось писать только о тех областях, где мне чего-то недоставало, но Четвёртый Шаг стал отличным способом увидеть всю картину целиком. Я записал не только свои недостатки, но и сильные стороны, и их оказалось на удивление много. Мне необходимо знать, каким ценным и уникальным человеком я являюсь, чтобы увидеть своё место в этом сотворённом прекрасном мире.

Сегодня я благодарю свою Высшую Силу за то, что я создан уникальным и бесценным. Я люблю себя так, как Высшая Сила любит меня.

22 февраля

Нет ничего постоянного, кроме перемен.
—ГЕРАКЛИТУС

Я не люблю изменения. Как зависимого от никотина, перемены меня могут совершенно вывести из себя. Когда они происходят, независимо от того, запланировано это или нет, я теряю контроль, который кажется жизненно необходимым. Я чувствую себя лучше всего, когда всё под контролем, а перемены само воплощение недостатка контроля.

Во времена перемен мне полезно вспоминать Молитву о душевном покое: "Боже, дай мне разум и душевный покой принять то, что я не в силах изменить". На самом деле я не управляю тем, в каком направлении идёт моя жизнь, даже когда я верю, что это так. Но какие бы повороты ни приготовила для меня жизнь, моя Высшая Сила всегда готова протянуть мне руку помощи и предложить руководство.

"Принимать жизнь на её условиях"—прекрасная практичная философия. Она означает принятие абсолютно всех жизненных поворотов. Когда я принимаю их, вместо того чтобы бороться с ними, я намного больше наслаждаюсь жизнью, и душевному покою есть место в моём сердце. К счастью, перемены, хорошие и плохие,—это часть путешествия к выздоровлению. Чтобы ни происходило, это взращивает во мне новую личность.

Сегодня я благодарю Бога за мужество меняться и ощущать душевный покой.

23 февраля

Стремились путём молитвы и медитации
улучшить наш осознанный контакт с Богом как
мы понимали Его.
—ОДИННАДЦАТЫЙ ШАГ

Мне очень важно медитировать ежедневно, но это не всегда получается с лёгкостью. Порой я несколько раздражаюсь. "Итак. Ладно. Хорошо. Пришло время отпустить мысли и сосредоточить внимание на дыхании". Брр.

Сегодня мой ум блуждал, одержимо концентрировался на чём-то и перескакивал с одного на другое как мои коты—вскакивают внезапно и носятся туда-сюда. Я наблюдал за шалостями и играми своего сознания, как вдруг мое лицо растянулось в широкой дурацкой улыбке и я залился смехом. Если вы когда-либо посещали групповые медитации или помните, каково это болтать с лучшим другом во время уроков в школе, то вы понимаете, о чём я. Мне так понравилось перестать воспринимать себя слишком серьёзно и позволить себе дурачиться во время медитации.

Для меня это было пробуждением—заметить, каким весёлым я могу быть, и посмеяться над собой. "Аплодисменты одной рукой"—это звук мой руки хлопающей по рту в попытке сдержать смех. Может, Бодхидхарма и не одобрил бы такого, ну а мне понравилось.

Анонимные Никотинозависимые научили меня, что "капитуляция открывает дверь переменам". Если я продолжаю приходить на собрания и работать по Программе, моя жизнь улучшается.

Сегодня я благодарю Бога за ежедневные радости жизни и за мудрость, дарованную мне, чтобы их увидеть.

24 февраля

Пока ты продолжаешь приходить на собрания, ты
не побеждён.
— УЧАСТНИК АНОНИМНЫХ НИКОТИНОЗАВИСИМЫХ

В Сообществе выздоравливающих от никотиновой зависимости отчетливо видно присутствие любящей Высшей Силы. На собраниях люди приветствовали меня каждый раз, даже пока я находился в активной зависимости. Они понимали мою борьбу, не судили и не критиковали. Они улыбались, обнимали меня и побуждали приходить ещё.

Именно их любовь и понимание давали мне силы садиться в машину и приезжать на собрание даже в моменты отчаяния. Их голоса, память об их тепле и заботе побуждали меня брать в руки телефон и звонить. Искал ли я помощи при тяге или звонил, чтобы сознаться в том, что у меня снова ничего не вышло, или же ради поддержки, чтобы противостоять побуждению закурить — всегда находился кто-то, у кого было время поговорить со мной.

Я продолжал приходить на собрания, и сегодня я свободен от необходимости кормить свою никотиновую зависимость.

Сегодня я буду принимать каждого человека с безусловной любовью, которой Программа научила меня.

25 февраля

*Я зависимый: после шестнадцати лет без курения
я очень злюсь, находясь в рядом с курящими.*

—УЧАСТНИК АНОНИМНЫХ НИКОТИНОЗАВИСИМЫХ

Порой я думаю, что у меня нет зависимости от сигарет. В конце концов, я начал курить лишь в сорок лет и через десять лет бросил, хоть и с третьей попытки.

После первого срыва я курил полгода, второй срыв продлился тринадцать месяцев. Когда я бросал в третий раз, я пошёл на своё первое собрание Анонимных Никотинозависимых на критической полугодовой отметке. С тех пор прошло три года.

О том, что я зависимый, мне напоминает моя реакция на курильщиков—они будто бы завораживают меня. Когда я вижу, как другие курят, во мне просыпается желание курить.

Затем я слышу честные высказывания других и вспоминаю, что я зависимый и у меня есть ежедневная отсрочка приговора.

Сегодня я благодарю Бога за осознание своей зависимости и готовность выбрать воздержание от активного употребления.

26 февраля

Сегодня такой чудесный день, если только кто-то
не придёт и не испортит его.

—НЕИЗВЕСТНЫЙ

Это честное признание заставило меня задуматься. Мой день вовсе
не обязательно испортит кто-то другой, часто бывает, что я сам
порчу себе жизнь. Я мастер самообмана, но дело этим не
ограничивается—ведь я и сам верю в свои выходки вперемешку с
проблемами, которые я сам же написал, срежиссировал и исполнил. В
конце концов я обвиняю кого угодно кроме себя, попадая при этом в
ловушку саможалости: "бедный маленький я".

В такие моменты я могу вспоминать Молитву о душевном покое и
препоручать себя в Его руки (Третий Шаг). "Хозяин" (Бог как я Его
понимаю)—единственный, кто действительно знает, что произойдёт, а я
лишь маленький инструмент Его воли в попытках выполнить её "только
сегодня", хоть и не всегда успешно.

*Сегодня я остановлюсь и взгляну на то, как я сам создаю свои
проблемы.*

27 февраля

Пока я буду работать над тем, чтобы бросить
курить, моя Высшая Сила позаботится обо всем
остальном.

— ЧЛЕН СООБЩЕСТВА АНОНИМНЫЕ НИКОТИНОЗАВИСИМЫЕ

Первое время держаться подальше от никотина очень тяжело,
поэтому нужно сосредоточиться на этом и позволить Высшей
Силе руководить всем остальным. Спустя время, когда эмоции
улягутся и тяга уменьшится, я смогу думать о том, что ещё нужно
сделать, к примеру, работать по Шагам и углублять контакт с Высшей
Силой.

*Сегодня я благодарю Высшую Силу за то, что присматривает за
моей жизнью и поддерживает во мне желание преодолеть
зависимость от никотина.*

28 февраля

Я признал свое бессилие перед никотином,
признал, что моя жизнь стала неуправляемой.
—ПЕРВЫЙ ШАГ

В июне 1978 г. я снова попытался бросить курить. В то время я прибег к помощи аппарата, что-то типа фильтрационной системы. Друг бросал со мной, так что у меня была поддержка.

13 числа этого месяца я плохо себя почувствовал из-за четвёртого фильтра. В этот день я оказался в госпитале, потому что не мог дышать и испытывал острую боль. Врач сказал, что у меня пневмония в правом лёгком, а левое частично поражено. Я должен был госпитализироваться и даже не мог зайти домой, чтобы собрать вещи. Он послал меня перекусить, пока я ждал, когда освободится специалист по хирургии грудной клетки, чтобы осмотреть меня.

Сначала я выкурил сигарету с фильтром. Потом я решил, что мне нужно больше никотина и проделал дырочку фильтре. Затем я оторвал фильтр и курил без него. За этот час я одну за одной выкурил большую часть пачки. Я задыхался и посинел из-за недостатка кислорода, но всё ещё самой важной вещью для меня было покормить мою зависимость.

В последующие четырнадцать с половиной лет я не добрался до Анонимных Никотинозависимых. Все эти годы я верил, что никотин был единственной вещью, которая делает мою жизнь сносной. Я знал что я зависимый, вот почему не мог бросить. Пока я не попал к Анонимным Никотинозависимым, я не признавал, что моя жизнь была неуправляемой. Первый Шаг состоит из двух частей, и обе они жизненно важны для моего выздоровления.

Сегодня, когда я вижу другого курильщика, я останавливаюсь чтобы благодарить Бога за то что я "счастливый, радостный и свободный".

29 февраля

"Мы в одной затяжке от пачки в день".

—СЛОГАН АНОНИМНЫХ НИКОТИНОЗАВИСИМЫХ

Мне нравится помнить, что моя зависимость никуда не делась—она всегда тут как тут, и я "в одной затяжке от пачки в день". Это помогает мне быть смиренным и помнить, что я бессилен перед этой зависимостью.

Сегодня я прошу Высшую Силу помочь мне помнить, что я бессилен перед никотином и только с Её помощью я могу оставаться чистым от никотина и благодарить за каждый день в чистоте.

1 марта

Никогда не поздно стать тем, кем ты мог бы быть.
— ДЖОРДЖ ЭЛЛИОТ

Одна из вещей, на которую я обратил внимание на встречах Анонимных Никотинозависимых, это то, как много людей кашляют. Мы все знаем о кашле курильщика, и на самом деле это очень хорошая вещь: наши лёгкие отчаянно пытаются очистить себя от всех сигаретных токсинов.

Когда я пришел на ежегодную конференцию Анонимных Никотинозависимых, я заметил что в комнате не было кашляющих людей. Некоторые из этих людей не курили в течение многих лет. Как прекрасно, что у нас есть куда стремиться.

Сегодня я благодарю мою Высшую Силу за помощь в том, чтобы иметь здоровые лёгкие.

2 марта

Когда нет здоровья, мудрость не может проявить
себя, искусство не может себя показать, сила не
может бороться, богатство становится
бесполезным и ум невозможно применить.
— ГЕРОФИЛ

Прошлой ночью я спал прекрасно. Лёг спать в нужное время, чтобы отдохнуть как следует. Сегодня чувствовал себя сильным и энергичным. У меня появилась дополнительная энергия, чтобы сделать что-то особенное для себя — после окончания очень насыщенного дня загородная прогулка была беззаботной и веселой.

Верил ли я в идею, что не спать ночью — это проявление моей сложной, утончённой натуры? Нужно было показать миру, что я первоклассно рулил в целом потоке различных видов деятельности, которые казались как-то связанными. Для меня никотин был основной зависимостью. Для других дополнительной зависимостью, в которую можно было вовлечься. Казалось, что привычки и социальные установки встали на поддержку и защиту зависимости. Сейчас, оглядываясь назад, я вижу, что мои выборы были жалкими решениями, сделанными незрелым подростком. Проблема в том, что я продолжал жить этими выборами многие, многие годы после.

Что я получал, когда не спал допоздна и в изнеможении тащился по следующему дню? Был я невольно частью той массы, которая не ложилась спать, чтобы посмотреть то самое глупое ТВ шоу? Может это было важно для меня, как для подростка. Но теперь, я радуюсь, когда чувствую себя хорошо отдохнувшим. Нервы не на пределе, и дела идут намного лучше. То, как я себя чувствую, влияет на мое мышление. Когда я впадаю в искушение сделать неприятное замечание или выказать раздражительность, дайте мне остановиться и обуздать источник моей вспыльчивости.

Сегодня я принимаю решение позаботиться о себе наилучшим образом.

3 марта

Самое сильное средство для роста и
трансформации — изменение в душе, и это
значительно превосходит любые технические
приемы.
—ДЖОН УЭЛВУД

Ох, уж эти ужасные "после". После телефонного звонка, после еды, после секса — я постоянно напоминал себе все время, когда курил. Что я делаю теперь?

Я должен помнить, что воздержание — это ежеминутный, ежечасный, ежедневный опыт: "день за днём". Также я вспоминаю, что "тяга пройдёт независимо от того закурю я или нет". Тяга — это сигнал моего тела, что пришло время соединиться с моей Высшей Силой.

Сегодня я призову мою Высшую Силу остаться со мной и поддержать, когда я захочу закурить.

4 марта

Опыт—единственный источник знаний.

—АЛЬБЕРТ ЭЙНШТЕЙН

С о временем, чем дальше от даты, когда я бросил, тяга к никотину начинает проходить. Я прошел через интенсивные эмоции и действительно иногда начал забывать о никотине. Сейчас я могу быть в настоящем моменте, вместо того чтобы гадать, когда же наступит очередной стресс.

Быть в настоящем значит наслаждаться всеми теми удивительными вещами, которые случаются вокруг меня каждый день.

Сегодня я найду время, чтобы выразить благодарность моей Высшей Силе. Спасибо за облегчение моей тяги и за данную мне сегодня возможность чувствовать жизнь.

5 марта

> Мы обладаем огромной властью, познавая правду
> нашего собственного опыта.
>
> —АНИТА ХИЛЛ

Я остановил употребление никотина, потому знал, что это убивает меня. Друзья и семья могли пытаться сколько угодно заставить меня бросить, но до тех пор пока я не стал готов, этого не случилось. Иногда мои зависимые друзья не верят, что я останусь чистым. Я должен доверять моему собственному опыту и моей Высшей Силе во взгляде на мою зависимость.

Сегодня я доверяю моему собственному опыту и использую его как учителя, работая со своей зависимостью.

6 марта

"Тяга пройдёт в любом случае, вне зависимости от
того, закурите вы или нет".
— УЧАСТНИК АНОНИМНЫХ НИКОТИНОЗАВИСИМЫХ

Я помню, как это бывало, когда я курила: я твердила себе "ещё одну и пойду спать", "ещё одну и точно лягу". Спустя полпачки, я наконец шла в кровать, не задумываясь о том, как от меня пахнет. Я никогда не думала о моём бедном некурящем муже.

Теперь я не выношу запах табака. Я чувствую, когда мимо меня проходит курильщик, даже если в этот момент в его руке нет сигареты.

С тех пор как я пришла в Анонимные Никотинозависимые, я наконец стала уважать себя, и у меня появилось то, в чём я так долго нуждалась: группа людей, которые хотят высказываться о никотиновой зависимости.

Сегодня я прошу Бога помочь мне остаться свободной от никотина и благодарю Его за возвращение мне ощущений.

7 марта

*Некоторые люди меняются, когда видят свет,
другие — когда ощущают пламя.*
— КЭРОЛИН ШРЁДЕР

В тот период, когда я пришёл в Анонимные Никотинозависимые, я ухаживал за своей мамой, умирающей от эмфиземы. У меня тоже была эмфизема на ранней стадии. Я ходил на собрания несколько месяцев, но мне всё ещё не удавалось бросить. У меня появился спонсор, потом второй спонсор, но я продолжал курить.

Затем я попал в реанимацию из-за такого сильного обострения бронхита, что я не мог дышать. Там я написал в своём дневнике, что никотин был моим единственным мостиком к нормальности, к здоровью и социальной адаптации. Впервые я осознал, какой властью я наделял никотин, и всё безумие, связанное с этим.

Я продолжал давать слабину и курить, потому что думал, будто ещё одна сигарета не повредит. А потом, в конце концов, я обрёл готовность встретиться с реальностью. Я был готов принять тягу, зная, что это лишь чувства, а не реальность, и что это пройдёт только в том случае, если я не продолжу кормить свою зависимость.

Сегодня я благодарю Бога за Сообщество Анонимных Никотинозависимых и за всех тех сотоварищей, кто любил и принимал меня в трудные периоды выздоровления.

8 марта

Нам не дано точно знать, сбудутся ли наши мечты,
и есть ли вообще такая вероятность. Но мы
можем верить, что с Божьей помощью это
возможно.
—МЭРИ МАНИН МОРИССЕЙ

Я был совершенно разбит, у меня были серьёзные физические и умственные проблемы. Продолжать курить в любом случае стало невозможным.

Врачи предупреждали меня о раке лёгких. Мне удалили часть лёгкого, но у меня всё ещё оставалось желание курить. Но вместо этого я пошёл на собрание Анонимных Никотинозависимых, где я получил поддержку от группы.

Сегодня у меня нет ни потребности, ни желания курить. Я продолжаю ходить на собрания. Может быть, мой опыт будет кому-то полезен. Я всегда буду благодарен за группу в моем районе и за Программу, потому что мне сказали "приходи ещё" и что Программа обязательно сработает. Так и произошло.

Сегодня я спрошу себя, чем я могу быть полезен на собрании.

9 марта

Живите сегодня так, как если бы не было
никакого "завтра" и настоящий момент длился
вечно.
—ДЖИН МАНТАЙ

Инструменты, которые я для себя открыл: моя Высшая Сила, медитация, проживание тяги и преодоление её, принятие дискомфорта, а также "5D": глубоко подышать, отвлечься на что-либо, отложить закуривание, заняться чем-то другим, попить воды (*Deep breath,* **D**istract, *Delay,* **D**o something else, *Drink water—прим. перев.*). Я делаю то, что мне помогает, а не то, что, как я думаю, я должна делать. Самой главной причиной моего срыва было то, что я не использовала методы, которые помогали лично мне, включаю молитву.

Необъяснимым образом мир и покой охватывают меня, когда я начинаю принимать и любить себя и других людей. Плоды выздоровления несомненно стоят всех мук употребления и срыва. Я понимаю, что порой будет трудно, но также будет больше смеха, любви, эмоционального тепла, творчества, радости, самообладания, повысится самооценка и возродятся другие, самые разные чувства. Как же это прекрасно по сравнению с последствиями выбора употреблять никотин: самобичеванием и возрастающими чувствами отчаяния и безысходности!

Сегодня я буду продолжать выздоравливать, принимая трудности и возрастая в добродетели.

10 марта

В команде разделяют на всех и тяготы, и горе.
—ДУГ СМИТ

После одиннадцати месяцев свободы от никотина, я очень тревожилась накануне года чистоты. Я продолжала делать то, что помогло мне дойти до этой точки: просила Бога о помощи, общалась с другими зависимыми и благодарила Бога перед сном за ещё один день в свободе от моих зависимостей.

Однажды я видела странный сон про то, как кто-то даёт мне несколько долларов и просит что-то купить для него. Я иду в магазин и покупаю себе пачку сигарет. Без задних мыслей я возвращаюсь к товарищу и только тогда понимаю, что я сделала.

В том сне я не закурила, но была в ужасе от того, с какой лёгкостью и безрассудством я купила сигареты.

Этот сон заставил меня задуматься о том, как такое случалось с другими членами Анонимных Никотинозависимых, некоторые из которых долгое время оставались чистыми, а потом возвращались к употреблению никотина почти или совсем необдуманно. И о тех, которые ошибочно полагали, будто смогут ограничиться одной сигаретой. Мне следует всегда помнить, что не имеет значения, как долго я остаюсь в чистоте—важно, что я остаюсь чистой сегодня, и именно сегодня это бесценно.

Сегодня я прошу Бога направить и укрепить меня в том, чтобы остаться чистой следующие двадцать четыре часа.

11 марта

Есть два способа жить: так, будто чудес не бывает, и так, будто всё в этом мире является чудом.

—АЛЬБЕРТ ЭЙНШТЕЙН

Как курильщик, я был убеждён, что для меня единственный способ прекратить курить—это некое Божественное вмешательство. Я думал, что однажды тяга к никотину пройдёт и я запросто остановлюсь.

После того как я пришёл в Анонимные Никотинозависимые, на ранних этапах выздоровления я полагал, что мне удалось принять тягу и не действовать согласно её руководству благодаря не Божественному вмешательству, а Анонимным Никотинозависимым.

Спустя некоторое время в свободе от никотина я осознал, что это Высшая Сила привела меня в сообщество Анонимных Никотинозависимых, и что мне лучше отпустить свою жизнь и позволить Богу руководить ею.

Сегодня я признаю присутствие Бога в моей жизни и с благодарностью препоручаю свою волю и свою жизнь.

12 марта

Когда твой мир сотрясается и ты молишься о том,
чтобы это прекратилось, подумай, возможно, это
твоя Высшая Сила производит тряску.

—УЧАСТНИК АНОНИМНЫХ НИКОТИНОЗАВИСИМЫХ

К огда курил, я болел бронхитом каждую зиму, и когда мне становилось совсем плохо, я шёл к врачу за антибиотиками. Каждый раз в поликлинике врачи читали мне лекцию на этот счёт: "Ваше курение вызывает бронхит и по вашей карте я вижу, что вы болеете ежегодно. Вам следует перестать курить, пока вы не причинили своему здоровью ещё более серьёзного вреда".

Я выходил оттуда злой на молодого доктора за эти нотации, и говорил себе, что, конечно же, курение не могло быть причиной бронхита. Я закуривал и начинал кашлять ещё сильнее.

Одно могу сказать: с тех пор как я бросил курить, за все эти годы у меня ни разу не было бронхита.

Сегодня я молюсь, чтобы моя Высшая Сила показала мне ту правду, которую я способен услышать и в которую способен поверить.

13 марта

Когда Господь создавал тебя, Он хотел, чтобы ты
стал именно тем человеком, которого Он
подразумевал под тобой.
— СВЯЩ. ДЖОЭЛЬ ХЬЮ

Многие годы я наказывал себя за курение и беспомощность перед зависимостью, ощущая себя никчёмным и жалким. Годами я мысленно пилил себя. Даже находясь долгое время в выздоровлении, я всё ещё склонен наказывать себя, только теперь я пилю себя не за курение, а за другие несовершенства.

Я слышал, как люди которых я встречал на собрании говорили: "Будь добрым к себе", "радуйся, когда что-то получается сделать хорошо, и помни, что ты старался изо всех сил". Я научился тому, что если я пройду через сегодняшний день свободным от никотина — это успех, и что у меня есть 10-й шаг для того чтобы помочь исправить что-то, если необходимо.

Я учусь награждать себя: двухнедельным отпуск на Гавайи, оплаченным деньгами, которые не потратил в течение года на никотин; спокойным временем с моей Высшей силой, как я её понимаю; благодарностью за то, что я жив и чист от никотина; оставаясь после собрания Анонимных Никотинозависимых и встречаясь с людьми; служа спонсором; становясь спонсируемым. Даже если кажется, что это тяжело осуществить — быть добрым к себе, это очень важно. Это освобождает меня и заставляет улыбаться.

Сегодня я буду помнить, что я не намереваюсь становиться совершенным. В течение дня я найду способ вознаградить себя и быть добрым к себе.

14 марта

> Я больше не ищу "правду". Я ищу только
> убеждения, которые служат мне, которые
> помогают мне добраться туда, куда я
> действительно хочу идти. Затем я работаю
> усердно и отбрасываю убеждения, которые
> работают против меня.
> —БАРРИ НЭЙЛ КАУФМАН

Для меня лучший подарок выздоровления—это искренние и честные отношения с Богом, как я Его понимаю. До выздоровления я боролся с этим и проживал свою жизнь в одиночестве без лично значимых для меня духовных связей. А потом люди в выздоровлении предложили мне развить свою собственную концепцию Бога. В хороший день я делаю так, как предлагается в нашей Программе 12 шагов, молясь лишь о воле Бога, силе и готовности её исполнить. Я верю, что воля Бога для меня—не курить и не употреблять никотин, а также пытаться своим собственным способом донести послание выздоровления.

Для меня Бог мой партнёр по жизни. Я не претендую на понимание, кто такой Бог и как Бог работает. Эта великая тайна—мой партнёр, проводник и помощник, которому я доверяю.

---

*Сегодня я молюсь и действую в вере, что Бог хочет, чтобы я был
счастливым радостным и свободным.*

15 марта

Мы стали готовы отбросить идею о возможности
контролировать употребление никотина.
— КНИГА АНОНИМНЫХ НИКОТИНОЗАВИСИМЫХ

Я узнал на своем горьком опыте о том, как становятся никотинозависимым. Я думал, что другие люди попадут на крючок, но не я. Я думал, что "могу сесть, могу слезть". Но мне всегда хотелось больше, и вскоре никотиновая тяга накрывала меня, когда я не курил. Когда я пытался бросить, мне не нравились мои ощущения, как позже я узнал, они были результатом отмены.

Иногда я мог оставаться чистым от никотина пару недель. Потом не выдерживал и курил только одну. После первой сигареты зависимость активировалась и я был бессилен: возвращался к употреблению сигарет блоками. Моя сила воли улетучивалась.

В конце концов я узнал, что подсаживаюсь после первой сигареты. Не вторая, не третья, не сотая наносит мне ущерб. Это первая — первый удар. В процессе принятия готовности, я научился, что не имеет значения, как появляется мысль только об одной затяжке, импульс проходит, и я могу оставаться свободным от никотина "только один день за один раз".

Сегодня я помню, что я выбрал жить свободным от страшной никотиновой зависимости. Это правильный выбор для меня.

16 марта

---

*Наконец-то, наконец-то свободен! Спасибо,
Господь Всемогущий, я наконец-то свободен!*
—МАРТИН ЛЮТЕР КИНГ МЛАДШИЙ

Я верил, что был свободен. Я научился отпускать другие зависимости. Потом однажды я осознал, что мое никотиновое употребление было еще одной зависимостью. Употребление никотина отреза́ло меня от правды и личных отношений с Богом, отношений основанных на свободе.

Я пытался бросить со времён средней школы. Я был в школьной футбольной и баскетбольной команде, но не мог пробежать дистанцию в одну милю на соревнованиях из-за дыхания. С 16 до 48 лет я пытался бросить много раз, используя различные способы, но никогда не мог остановиться надолго.

Потом я вспомнил, что 12 Шаг освободил меня от других зависимостей. Я думал, что может быть я смогу бросить, применяя те же самые принципы к никотину. Собирая полезную информацию, я начал ходить на собрания никотинозависимых с 16 марта 1987. Это дата моей последней сигареты. Анонимные Никотинозависимые действительно дали мне свободу. Теперь я знаю, что имел ввиду Мартин Лютер Кинг младший.

Сегодня я благодарю Бога за то, что Он направляет меня к истинной свободе.

17 марта

Мы больны настолько, насколько не
проговариваем свои секреты.
—СЛОГАН 12 ШАГОВ

Одна из вещей, которой мы учимся а Анонимных
Никотинозависимых: быть честными с собой и друг другом. Мы
учимся этому, потому что мы убедились, что сохраняя тайны мы
сохраняем и нашу болезнь и не делаем успехов в выздоровлении.

Для большинства из нас нужно время, чтобы стать полностью
честными, но это всегда стоит усилий. Мы делаем это завершая
инвентаризацию 4 Шага и рассказывая Богу и другому человеку наши
лежащие глубоко внутри тайны в 5 Шаге. Через этот опыт мы учимся
быть честными в жизни на ежедневной основе.

Мой опыт становления честности таков, что теперь, когда я начинаю
утаивать что-то, я знаю, что я отклоняюсь от выздоровления и 12 Шагов.
Мысли и поведение, которые я хочу спрятать от друзей и спонсора,
служат предостережением, угрозой моего выздоровления. Если я не могу
учиться, в чем моя правда, и не имею мужества принять это, я останусь
больным. Мое здоровье важно для меня, и инструменты Программы
помогают придерживаться приоритетов в моем выздоровлении.

*Сегодня я помню, что суровая правда—самый здоровый
страховой полис.*

18 марта

Пришли к убеждению, что Сила более
могущественная, чем наша собственная, может
вернуть нам здравомыслие.
—ВТОРОЙ ШАГ

Чувство благодарности, что я не курю в течение нескольких лет, поддерживает меня, когда я вижу сны в которых курю или кого-то дымящим в приятный летний день. Один из инструментов, который я использую: сказать "Господи, я молюсь за этого человека", каждый раз, как я замечаю курящего. Это помогает мне не чувствовать себя обделенным.

Мне всегда нужно помнить, что я с благодарностью выбираю не курить, никто меня ничего не лишает. Курение мой враг, никакой не друг. Никотиновое употребление всегда проблема, никогда не решение. Здоровье—великий дар, и я очень рад, что больше не разрушаю его курением.

Некурение—это чудо для таких зависимых как я, и я благодарю Высшую силу за этот подарок. Хотя я теперь избегаю употреблять никотин, я чувствую огромное сочувствие к никотинозависимым, кто еще страдает, и выздоравливающим зависимым, кто все еще испытывает побуждение закурить.

Сегодня с благодарностью выбираю свободу от зависимости.

19 марта

Но главное — будь честен сам с собою,
Тогда как следует за ночью день,
Не сможешь ты сфальшивить и с другими.

—УИЛЬЯМ ШЕКСПИР

До того, как я начал ходить на собрания Анонимных Никотинозависимых, я был очень нечестным человеком. Я хотел, чтобы все любили меня, поэтому притворно соглашался со всем, что они говорили. Мне хотелось посильнее затянуться сигаретой, только чтобы не говорить, как я себя чувствую на самом деле .

Когда я бросил курить, я не находил выхода своим чувствам. Был неуживчивым и слишком резким.

Благодаря Анонимным Никотинозависимых, я научился быть честным и доброжелательным. Я не совершенен, но тем не менее намного счастливее. Способность говорить правду с любовью помогает мне чувствовать себя лучше.

Сегодня я буду помнить, что честность приносит с собой душевный покой.

20 марта

Вся наша жизнь лишь мгновение ока.

—РАМАЯНА

Иногда я думаю о тех, кто ушёл из жизни задолго до нашего рождения. Я не знал этих людей и они будто и вовсе не существовали никогда. Многие из них не оставили никакого впечатления о себе. Вспоминая времена, когда я курил, я могу в полной мере отнести это и к себе—я совершенно не присутствовал в своей жизни.

Среди многочисленных подарков Программы—всё бо́льшая осознанность и ценность каждого момента. Я больше не забиваю эти переживания никотином.

Видеть вещи более ясно, такими, какие они есть, а не такими, какими я хочу, чтобы они были, до сих пор испытание для меня. И это испытание лучше всего проживать без никотина.

Сегодня я просто ценю каждый момент жизни.

21 марта

> Вы вновь полюбите незнакомца, которым вы
> являлись.
> —ДЕРЕК ВАЛЬКОТТ

Тридцать лет курения сильно подкосили мою связь с собой—тем, кем я на самом деле был. Моя истинная сущность долгое время была зарыта глубоко под надгробием из сигаретного дыма.

Даже сейчас, когда я начинаю видеть более ясно, я вижу, что многое из того, что приносило мне радость—от поэзии до боулинга, я откладывал в сторону ради того, чтобы заниматься тем, чем должен. Употребление никотина помогало мне в этом.

Свобода от никотина привела к бо́льшей свободе во всех областях жизни. Воскресли мои старые увлечения и появились новые.

Сегодня цель моей жизни—стать настолько хорошим человеком, насколько я могу быть.

22 марта

Многим удалось обрести силу намного
превосходящую их собственную, когда они
полагались на Силу, более могущественную чем
они сами.

— АНОНИМНЫЕ АЛКОГОЛИКИ

До прихода в Анонимные Никотинозависимые на протяжении двадцати пяти лет я пытался бросить самостоятельно. На самом деле мне давно уже следовало признать, что бросить курить без помощи мне совершенно точно не удастся. После этого я смог обратиться за помощью к тем, кто пережил то же, что и я, и у кого получилось жить в свободе от никотина.

Я снова попробовал бросить, уже с "опытом, силой и надеждой", которыми делятся на собраниях. Но мне всё равно не хватало сил. Я знал, что когда я тушу последнюю сигарету, помочь мне может только вера в силу Бога как я Его понимаю.

В процессе отказа от курения я много раз проигрывал. Но каждое утро и при каждой тяге я просил Бога помочь мне не курить, во что бы то ни стало. Помощь пришла, когда я сдался и Бог ответил на мои молитвы тем, что сделал то, что я не мог сделать для себя сам.

Без любви и поддержки Анонимных Никотинозависимых и моей Высшей Силы я не мог справиться с задачей бросить курить, да и сама жизнь была для меня неподъёмным грузом.

Сегодня я благодарен за любовь и поддержку Анонимных Никотинозависимых и своей Высшей Силы. Я принимаю всё, что приготовила для меня жизнь.

23 марта

Конец—это начало, ты начинаешь в момент, когда заканчиваешь.

—РАМАЯНА

После тридцати лет зависимости и семи лет в свободе от никотина я всё ещё помню свою последнюю сигарету. Это было перед собранием Анонимных Никотинозависимых—я лихорадочно докуривал бычок, обжигая губы.

Все эти годы курения не принесли мне абсолютно ничего хорошего. Это действительно стало пробуждением, я обрёл новый путь в жизни и продолжаю жить без никотина "по одному дню за раз", только сегодня.

Я так воодушевлён завершить одну главу и начать другую! Когда я положил конец своей карьере курильщика, я обрёл полноценную жизнь, приносящую глубокое удовлетворение, и в этой жизни нет места никотину.

Сегодня у меня больше нет времени кормить свою никотиновую зависимость. Я свободен наслаждаться всеми радостями жизни.

24 марта

Знать, что хотя бы одному человеку жилось легче
благодаря тебе, — уже успех.
—РАЛЬФ УОЛДО ЭМЕРСОН

В конце концов мне пришлось честно признать: на самом деле я не хотел бросать курить. Так что я решил попросить свою Высшую Силу о готовности захотеть бросить.

И в скором времени моя Высшая Сила подарила мне эту готовность в форме машины скорой помощи, мчащей меня в реанимацию, потому что я задыхался. В больнице врач прямо при детях сказал мне следующее: "Вы понимаете, что убиваете себя на глазах своих детей? Всё это связано с курением. Если бы вы не курили, вы бы здесь вообще не оказались".

И тут готовность пришла ко мне — я не хотел умирать. Я хотел жить. Я обрёл честность и следом за ней пришла свобода. Это открыло мне глаза на реальность и я стал готов попросить о помощи и получить её. Благодарю мироздание за свою Высшую Силу и за честность, так как сегодня я благодарный выздоравливающий от никотиновой зависимости.

*Сегодня я знаю, что честность может принести с собой
множество наград, одна из которых — жизнь без активной
зависимости.*

25 марта

Те, кто работают слаженно, выигрывают в итоге,
будь то футбольные пасы или проблемы
современного общества.

—ВИНС ЛОМБАРДИ

Двадцать с лишним лет назад последнее, чем я хотел заниматься, это пойти на собрание Анонимных Алкоголиков. Я думал, что справлюсь сам, но, как оказалось, не смог. Так что я пошёл на собрание, и Анонимные Алкоголики подарили мне девятнадцать лет трезвости—спасибо Богу и Программе.

Когда я хотел бросить курить, по какой-то глупой непонятной причине последнее, чем я хотел заниматься,—это пойти на собрание Анонимных Никотинозависимых. Так что 19 марта 2001 года я бросил снова, но продержался недолго. А 25 марта 2001 года я остановился в употреблении, на этот раз с помощью Анонимных Никотинозависимых.

Программа та же, но работает иначе. Я отдал свою никотиновую зависимость Богу, и тяга безвозвратно ушла. Необходимость курить не возникает, пока я продолжаю ходить на собрания. Свобода от никотина как вишенка на торте.

Сегодня я буду внимателен к сопротивлению. Если я почувствую, что сопротивляюсь, то остановлюсь и подумаю, что мне следует отпустить или какого рода поддержка мне нужна.

26 марта

> Пускай иногда это больно, но инвентаризация
> Четвёртого Шага открывает двери ко многим
> секретам, которые держали нас взаперти и
> защищали употребление.
>
> —ДВЕНАДЦАТЬ ШАГОВ НИКОТИНОЗАВИСИМЫХ

Как и многим другим, мне требовался кто-то, кого я могла бы обвинить в своей зависимости. "Если бы только он прекратил _____, я бы точно бросила курить насовсем". И так далее. Проблема в том, что я всегда убегала в те проблемы своей жизни, которые казались непреодолимыми. Пока я не осознала своё бессилие перед другими людьми, вещами и событиями, я была отрезана от свободы.

Я не могла быть свободной до тех пор, пока не произвела тщательную и бесстрашную инвентаризацию в Четвёртом Шаге, разбирая, какие из жизненных сложностей я создала сама. Если работать по Шагам со всей искренностью, то свобода точно придёт.

Может быть, у нас были обиды, опасения, события, при которых нам хотелось бы быть в другом месте или стать другими людьми. Если я с верой обращаюсь к своей Высшей Силе и прошу устранить эти тяготы, я получаю ответы. Молитва, если произносить её сосредоточенно, может освободить меня от боли моих проблем.

Сегодня я беру на себя ответственность за свои действия, несмотря на то, что как зависимой, мне трудно прекратить обвинять других.

27 марта

Часто поиски оказываются более выгодны, чем
цель.
—Э.Л. КОНИГСБУРГ

Моя Высшая Сила всегда доступна для меня. Когда я злюсь или расстроен, то могу взять паузу и обратить внимание, что не могу изменить ситуацию или человека, на котором сфокусирована сейчас моя злость. Потом я могу "отпустить и отдать Богу", чтобы он позаботился об этом. У меня нет энергии улаживать все. Я хочу быть свободным, чтобы радоваться чудесам жизни.

Я могу позволить Высшей Силе решить, как все повернется. Я могу позволить себе быть кротким и открытым Божьей воле и быть мягким с собой. Я могу расслабиться в Божественной любящей заботе.

Если я хочу облегчения в чем-либо сегодня, я могу позволить Богу помочь мне. Могу помнить, что бессилен перед никотином и попросить Высшую Силу о руководстве, поддержке и мудрости.

Сегодня я открою свои сжатые руки, чтобы получить любовь и заботу Бога.

28 марта

Под многочисленными ударами падёт и самое
высокое дерево.

—ЕЖЕДНЕВНЫЕ РАЗМЫШЛЕНИЯ, КНИГА "АНОНИМНЫЕ АЛКОГОЛИКИ"

Чтобы бросить жевать табак, я поставил перед собой три лёгкие цели: короткую, среднюю и дальнюю.

Я начал проживать без никотина 1 час, затем 2 и потом дальняя цель—в 4 часа. Я делал это несколько раз в день.

Когда моя нужда в никотине уменьшилась, я ставил более дальние цели: сначала удваивал часы, потом были дни, недели, месяцы до тех пор пока я не стал свободным от никотинового пристрастия "только сегодня".

Сегодня я помню, что смогу достичь своих целей, руководствуясь принципом "чем проще, тем лучше".

29 марта

Самое главное в нашей жизни сегодня—
абсолютная уверенность в том, что Создатель
чудодейственным образом вошел в наши сердца и
жизни. Он сумел совершить для нас то, что мы
никогда не смогли бы сделать сами.

—АНОНИМНЫЕ АЛКОГОЛИКИ

Отдать всё моей Высшей Силе никогда не приходило мне в голову. Но с тех пор, как я пришел к Анонимным Никотинозависимым, я узнал о новом представлении. Я "принял решение препоручить мою волю и жизнь Богу, как я понимал Его" (Третий Шаг).

Однажды вечером я был очень измотан плохим самочувствием, кашель не прекращался и все утро. Я знал, что должен что-то сделать. Для меня единственным путем бросить употребление никотина было "препоручить" это моей Высшей Силе. Я был один, избавился вокруг себя от всего, что было связано с никотином. Вышел к бассейну, возвел руки к небу и взмолился: "Боже, я бессилен перед никотином. Пожалуйста, забери мою одержимость курением. Я курил 33 года, я бессилен. Забери это, Господи". Затем прыгнул в бассейн.

Когда я вынырнул на поверхность, то почувствовал как будто произошло очищение. Я чувствовал глубоко внутри себя, что действительно не хочу курить. Сегодня и каждый день я, благодарный выздоравливающий никотинозависимый, говорю спасибо моей Высшей силе.

Сегодня вместо того, чтобы постигать всё самостоятельно, я пытаюсь позволить Высшей Силе помочь мне.

30 марта

Бросить курить—это лучший подарок который вы
можете себе сделать.
—АНОНИМНЫЙ НИКОТИНОЗАВИСИМЫЙ

Я учусь быть терпеливым с собой. Учусь тому, что пилить себя за все те годы, что я курил не помогает—я не могу вернуть их назад. Все, что я имею, это сегодняшний день.

Я научился любить себя больше, чем когда-либо прежде. Я делаю себе приятные вещи, такие как прогуляться в любую погоду, принять пенную ванну, хорошо поесть, выспаться или съесть овощей с соусом.

Я учусь слушать и открывать уши—и слышу, что люди на собраниях Анонимных Никотинозависимых поддерживают меня. Я тоже могу быть примером, если не буду курить. Жить свободным от никотина—это не безболезненное, лёгкое путешествие, но это дорогого стоит.

Сегодня я оценю по достоинству мои подарки выздоровления и буду нести весть об этом через свою жизнь и собственный пример.

31 марта

В великом сердце человечества есть глубинная ностальгия, которая никогда не была и никогда не могла быть удовлетворена чем-либо меньшим, чем чистое, ясное осознание внутреннего присутствия Бога.

—ДОКТОР ЭМИЛИ КЭДИ

Когда нападает никотиновая тяга, о чем это на самом деле? Если я на самом деле слушаю сердце, то начинаю понимать, что она говорит мне. Не тяга ли это по близости и интимности с другими? Не тоска ли это по духовной связи с Силой более могущественной, чем я? И не искренняя ли это просьба иметь чувство сопричастности с другими?

Когда приходит боль тяги, я выбираю принятие себя вместо духовной смерти, которая приходит от употребления никотина.

Сегодня я послушаю, что говорит мне тяга. Я не отвернусь от этого, а отвечу этому. Я буду взращивать мужество любить.

1 апреля

В ярдах это трудно, в дюймах — раз плюнуть.

—БЕН ДЖОНСОН

Отсутствие силы — вот что было моей проблемой. Я был рабом зависимости, которую не контролировал. Ответ был в принятии того, что я не могу преодолеть эту ситуацию своими собственными силами, я нуждался в помощи.

И мне нужна была не только помощь Бога, как я понимаю Его, но также и помощь друзей из Анонимных Никотинозависимых, которые понимали моё бессилие. Для меня это стало ключом к решению вопроса: вертикальная и горизонтальная помощь вместе формируют крест победы.

Посещая собрания, работая по 12 Шагам и помогая другим, я открыл свободу, которую так отчаянно искал. Я знаю, что и для других это также возможно.

Сегодня у меня есть свобода, если я прошу у помощи Бога, как я понимаю Его, и у друзей, выздоравливающих от зависимости.

2 апреля

Я бессилен перед никотином, но не перед моим
ответственным выбором.
— АНОНИМНЫЙ НИКОТИНОЗАВИСИМЫЙ

Я нахожу, что жизнь похожа на пазл, в котором мне нужно терпеливо и осторожно попытаться собрать вместе много разных кусочков (выборов), вместо того чтобы обдумывать, как найти правильный кусочек и принудительно подогнать. Принуждение может исказить и повредить весь пазл (мою жизнь). Принудительно подогнать — это было моим привычным делом, до того как я открыл Анонимных Никотинозависимых. И моя жизнь была неуправляемой. Я действительно полагал, что никотин помогает мне принимать правильные решения, тогда как я обдумывал их в одурманенном состоянии.

И теперь, когда я предварительно пробую кусочек пазла, который, по моему почтенному мнению, не подходит ко всему изображению, он неизменно находит себе место и целый пазл улучшается и обретает гармонию, и я чувствую себя даже более "счастливым, радостным и свободным".

Вот почему сегодня я не бегу и не уклоняюсь от неизбежности того, что обстоятельства жизни приводят в замешательство. Вместо этого, я приветствую проблемы и мне комфортно в дискомфорте, в поиске правильного кусочка для принятия решения, так как я позволяю Силе большей, чем моя собственная, направлять меня в моих физических, умственных, эмоциональных и духовных выборах.

Я благодарен, что ежедневная шлифовка моей души применением 12 Шагов, Традиций и идей в Сообществе Анонимных Никотинозависимых уводит меня прочь от зависимости, которая затуманила мою душу и мешала исполнению воли Высшей Силы для меня.

*Сегодня с помощью моей Высшей Силы я принимаю
ответственный выбор.*

3 апреля

Прыгай—и спасательная сеть появится перед тобой.

—ДЖУЛИЯ КЭМЕРОН

Когда я пытался бросить курить, то говорил что-то вроде "ну, я курю немного меньше", или "я пытаюсь бросить", или "можно я докурю твою сигарету, а то я бросаю". Я пытался контролировать никотин тем, что употреблял его немного меньше. Я пытался справляться с жизнью без никотина. Конечно же, те попытки так и остались лишь попытками. Вы когда-нибудь пытались поднять бумажку с пола? Вы либо поднимаете её, либо нет. То же самое и с никотином. Я либо употребляю его, либо нет.

Однажды ночью я валялся на диване и вдруг меня озарило: чтобы перестать курить, придётся перестать курить. Тем из нас, кто испытал на себе оковы никотиновой зависимости, эта простая мысль не покажется смешной.

И тогда я просто сдался—я перестал бороться и маниакально отслеживать время с момента последней сигареты. На самом деле я не бросил—это просто закончилось. Я больше не мог продолжать защищаться, контролировать или рулить жизнью без никотина. Теперь меня это не напрягает. Моя душа больше не находится в смертельном никотиновом плену. Я вовсе ни от чего не отказался—я лишь сдался.

Сегодня, если я обнаружу себя измождённым от попыток плыть против течения, я попробую позволить событиям идти своим чередом и отдохну на поверхности течения, вместо того чтобы бороться с ним.

4 апреля

Сделай глубокий вдох, это поможет тебе
сосредоточить внимание. Это настоящее чудо. И
чудес в нашей жизни много, стоит только начать
их искать.

—УЧАСТНИК АНОНИМНЫХ НИКОТИНОЗАВИСИМЫХ

Остановиться посреди суматохи, глубоко подышать и успокоиться—это помогает снизить стресс и вспомнить о том, что моя Высшая Сила всегда со мной. Глубокий вдох—одно из чудес, которых так много вокруг нас: цветок, птица, стебелёк травы. Порой всё что нужно—лишь остановиться, чтобы глубоко вдохнуть и заметить эти чудеса.

Сегодня я благодарю свою Высшую Силу за чудеса каждого дня.

5 апреля

Всё, кроме любви, оставляет ржавчину на твоей
душе.
—ЛАНГСТОН ХЬЮС

Когда я курил, то не знал самого себя. Я мерял себя по лекалам чужих мнений и в результате презирал себя. Никотин помогал мне в этом, удерживая меня в этих сложных отношениях с собой, не оставляя мне шанса познать свою истинную сущность и окружающий мир таким, какой он есть. И долгое время меня это устраивало, пока в другом Двенадцатишаговом сообществе я не увидел, что могу жить более полной жизнью. И тогда я стал выбирать жизнь и самопознание.

Сообщество Анонимных Никотинозависимых, в частности, те прекрасные люди, с кем я познакомился на собрании, стали моей Высшей Силой. Я получал от них безусловную любовь и на этой прочной основе я начал, сперва очень робко и нерешительно, пробовать жить без наркотика. Количество любви и поддержки, которое я получал, побуждали меня любить себя достаточно сильно для того, чтобы не употреблять никотин.

В уголках моей души по-прежнему есть ржавчина—я новичок в выздоровлении и постоянно обнаруживаю что-то новое о себе. Но час за часом, день за днём через любовь этой Программы я вычищаю ржавчину и заменяю её на веру.

Сегодня вместо страха и недоверия я выбираю веру и любовь.

6 апреля

"Продолжай приходить на собрания".
—СЛОГАН ДВЕНАДЦАТИШАГОВОЙ ПРОГРАММЫ

То, что я смог перестать курить благодаря этой Программе—настоящее чудо. Когда у меня было 3 года чистоты, группу, куда я ходил, пришлось закрыть. Ещё два года мне удавалось оставаться свободным от никотина, не посещая собраний. А потом настал момент, когда я сказал себе, что покурю "всего одну". Через сутки я снова вернулся к пачке в день.

Я начал карабкаться назад к этой спасительной Программе. Всё началось с простой молитвы о помощи: я просил Высшую Силу помочь мне найти готовность остановиться. Мало-помалу готовность пришла и я снова обрёл дар свободы от никотина.

Теперь я хожу на группу, и это честь для меня—оставаться в служении, будучи свободным от никотина. Мне очень нравится быть частью этой прекрасной Программы. Это действительно дар, подарок, который я выбираю оставить у себя. Я выбираю ценить его и делиться им с другими.

Молитва о готовности была актом смирения, которое было необходимо мне, чтобы изменения просочились в мою жизнь.

Сегодня, если мне трудно, я прошу о готовности и мужестве.

7 апреля

В каждый момент ты решаешь, кем тебе быть.
—НИЛ ДОНАЛЬД УОЛШ

За два года я посетил примерно 104 собрания Анонимных Никотинозависимых и всё ещё курил. Я даже перестал понимать, что я там вообще делаю так долго. Но что я знал наверняка, так это то, что перестать пытаться бросить для меня не вариант.

Пока я посещал собрания, я уделил внимание созданию нового стиля жизни, такого, который исключал бы курение. По утрам я ходил на часовую прогулку, по вечерам делал упражнения на растяжку и записался в спортивную секцию на три раза в неделю. Ещё один час ежедневно я посвящал релаксации и медитации благодарности. Я надеялся, что все эти здоровые начинания в конечном счёте победят желание делать противоположное.

Многие вокруг меня переставали курить. И ни один из тех, кого я расспрашивал об этом, не мог дать мне точного ответа на вопрос, почему именно эта последняя попытка увенчалась успехом. Это убеждало меня в том, что если я буду продолжать стараться, это случится и со мной. Так и произошло.

Сегодня я буду продолжать надеяться.

8 апреля

Видеть конечный пункт — прекрасно, но в конце
пути имеет значение только сам путь.
— УРСУЛА К. ЛЕ ГУИН

Капитуляция. Почему это настолько сложно? Мне так сильно хочется держать всё под контролем. Но чем больше я стараюсь дирижировать событиями, тем сильней они выскальзывают из моей мёртвой хватки. Когда я теряю контроль, меня охватывает паника, и мне хочется снова нырнуть в зависимость.

Я думаю, всё дело в контроле. И когда я по-настоящему отпускаю и говорю "Господи, забери, это твоё", тучи фрустрации рассеиваются и я, наконец, ощущаю покой, к которому так стремлюсь. Бывает, он наступает лишь на миг, но этот миг такой благословенный.

Я не могу контролировать жизнь. Мне просто следует дать ей случиться.

Сегодня я готов проживать жизнь на её условиях — так, как это и должно быть.

9 апреля

> Я искал свою душу, но та ускользала от меня. Я
> искал своего Бога, но не мог Его разглядеть. Я
> искал своего брата, и мне открылись все трое.
> —НЕИЗВЕСТНЫЙ

На протяжении более 10 лет я безуспешно пытался самостоятельно бросить курить. Слушая, как другие делятся тем, как они были освобождены от казавшегося беспросветным рабства никотина, я ощущал, как лучик надежды прорезает плотные тучи моего отчаяния.

Но вскоре эта надежда угасла.

Поначалу, после Первого Шага, я испытал облегчение, а потом зашёл в тупик. Простое короткое слово "Бог" приводило меня в полнейший ступор. Если мой успех зависел от веры в Бога, то мне крышка. Наверное, я не дожил бы до этого дня, если бы не один из участников группы, который объяснил мне следующее. Он попросил меня представить себя дома, в одиночестве, лежащим на диване в попытках самостоятельно себя остановить и спросил: "Как бы ты оценил, сколько силы в этом?". После чего предложил мне представить сообщество людей, объединённых одной проблемой, общим желанием её решить и общим решением. "А сколько силы в этом? Является ли сплочённая группа людей Силой, более могущественной, чем один я?".

Мне пришлось признать очевидное, и с этим новым пониманием Силы, более могущественной чем моя собственная, для меня распахнулись двери к выздоровлению.

Сегодня, если у меня не получается честно верить в Бога, я буду готов и открыт к выработке новых убеждений. Готовность— это ключ.

10 апреля

Нет религии выше правды.
—МАДАМ БЛАВАТСКАЯ

На пачке сигарет больше предостережений, чем на бутылке с крысиным ядом, но я никогда не обращал на это внимания. Для меня эти предостережения были своего рода вызовом: прошмыгнуть через турникет без билета. Что же произошло?

Правда—вот что привлекло моё внимание. Я хотел знать, как я себя на самом деле чувствовал. Живя в зависимости, каждый раз испытывая сильные дискомфортные чувства, я закуривал их. Когда у меня не было смелости высказаться, я закуривал это. Задыхались не только мои легкие, но и мысли, я смотрел на жизнь сквозь наркотическую мглу. Пока в конце концов однажды не сказал: "Хорошо, Господи, я готов для большей правды в моей жизни". Я хотел узнать собственные истинные чувства, а не раздутую, невротическую, безразличную точку зрения моей зависимости. Никотин не просто отделял меня от вас, он отделял меня от самого себя.

Правдой было то, что употребляя никотин, я давал душе послания виновности, стыда и страха, потому что душа была не согласна с тем, чтобы впускать в себя этот яд. Не вытаскивают ли задыхающихся людей из горящего здания? Моей первой правдой было то, что я могу управлять автомобилем без никотина. Это действие привело меня к другой правде: я делал подобные вещи и до никотина. Для того чтобы оставаться чистым, я должен быть честным всё время. Если я закуриваю чувства, как я могу получить от себя интуитивное руководство? Меня стали волновать мысли о чистой жизни без никотина. В течение последних 16 лет я совершаю служения в Анонимных Никотинозависимых просто, чтобы поблагодарить. Это моя правда.

Сегодня мой выбор: знать себя, принимать чувства и слушать внутреннее руководство.

11 апреля

Как мало тех, кто смотрит собственными глазами
и чувствует собственным сердцем.
—АЛЬБЕРТ ЭЙНШТЕЙН

Когда-то я работал портье, на моем столе был монитор наблюдения, показывающий вид с наружной стороны передней двери. Я проверял монитор всякий раз, когда кто-то должен был появиться, а переднее крыльцо было тем местом, куда курильщики пробирались, чтобы подымить. Думаю, спустя некоторое время эти люди забывали, что они были под прицелом камеры. Это было похоже на то, будто я шпионил за ними.

Когда они были в группках, это было не так интересно. Но когда они были один на один со своим наркотиком, внутренняя борьба явственно проступала на их лицах. Нервозность, бегающий взгляд напоминали мне о том, как тяжело было побороть чувство вины каждый раз, когда я закуривал. Я проходил через это 20 или 30 раз на дню. Когда заканчивал очередную сигарету, я убеждал себя, что все хорошо. Никотиновая зависимость, беспокойство—все улетучивалось. Я замечал то же самое на лицах тех курильщиков: губы сжаты в решимости, небольшие самоуверенные кивки головой, когда они гасили сигареты и возвращались к работе.

Они выглядели так, как будто бы внутри нажималась своего рода кнопка сброса, и я осознал почему я курил. К счастью, когда я бросил сигареты и нашел Программу, то смог увидеть, что кнопка сброса была мифом. Нет ничего на этой земле что, может остановить жизнь или даровать нам какой-либо подлинный контроль над ней. Такое утверждение может быть пугающим. Однако в большинстве случаев проживать жизнь на её условиях, честно, ничего не фильтруя, и без кнопки сброса приносит удовлетворение.

---

*Сегодня у меня есть свобода: честно смотреть в лицо жизни.
Когда мне нужна поддержка, я нахожу её у Анонимных
Никотинозависимых или моей Высшей силы.*

12 апреля

Чем больше отсекается мрамора, тем больше
растет статуя.
—МИКЕЛАНДЖЕЛО БУОНАРОТТИ

На спикерской оратор рассказывала о своем избавлении от тяги к курению: "Прошло около 8 недель, я проснулась однажды утром и осознала, насколько хорошо себя чувствую. Меня охватила волна благодарности. С тех пор я чувствовала благодарность, а не побуждение закурить. Я никогда не верила, что смогу не курить так долго." Я счастлив доложить вам, что прошли недели с того собрания, и она все еще свободна от никотина.

К каждому из нас чистота пришла разными путями. В прошлом, когда я бросал, опыт был разным. Что это значит? Просто-напросто получать чистоту вообще из разряда чудес. Зачем сравнивать? Если мой день становится светлее и легче, когда я слушаю, каких успехов достигают зависимые собратья, я буду посещать все собрания, которые смогу найти. Я позволю им дать мне мужество, утешение и надежду.

Если у меня плохое настроение, я могу впасть в искушение не слушать, чем делятся на собрании другие. Истории успеха могут послужить напоминанием о моих провалах. Или когда какой-то член группы рассказывает, что импульс закурить исчез, я могу совершенно неожиданно захотеть выбежать и закурить.

Сегодня я помню, что зависимость и плохое настроение могут исказить всё. Это обычно случается тогда, когда я больше всего нуждаюсь в том, чтобы слушать открытым разумом.

13 апреля

*Вот почему я пришел к тебе: искать освобождение
от проклятия страданий и ужаса, против которых
я бессилен бороться в одиночку.*
—"ГРАФ ДРАКУЛА", БРЭМ СТОКЕР

Я верил, что курение было наградой. Плохой день на работе, разногласия с супругой или скучная деятельность обеспечивали меня поводами для курения. Чтобы вытерпеть неприятности жизни, я сделал никотин своей наградой. На самом-то деле я был зависим и достаточно умен, чтобы придумывать поводы для следующей никотиновой дозы.

Приняв решение препоручить мою волю и жизнь под защиту и волю Бога, я выбрал жизнь и здоровье вместо фальшивой награды, которая могла только разрушать меня. Сама по себе возможность выбрать препоручение моей жизни и воли и есть та желанная награда. Нет проблемы слишком большой, нет задачи слишком неприятной и нет печали слишком великой для Бога. Все, что я делаю: препоручаю все Ему и пожинаю плоды своего выбора.

---

*Сегодня я праздную способность препоручить мою волю и жизнь
Богу. Божья воля будет моей наградой.*

14 апреля

Позвольте боли подталкивать вас до тех пор, пока
вы не ощутите притяжение цели.
—ДОКТОР МАЙКЛ БЭКВИТ

Япомню, как после чрезвычайно трудного дня я поймал себя на мысли, что заслужил награду. И прежде чем успел опомниться, я нашел оправдание тому, чтобы отправиться в холодную, дождливую ночь в винный магазин, где продавали по 2 сигареты за 25 центов. Несколько недель воздержания от никотина снова развеялись как дым.

Вслед за привычным похмельным отвращением к себе случилось нечто особенное. Я разразился хохотом, ситуация поразила меня всей своей абсурдностью: я благополучно обманул себя и убедил в том, что вдыхание яда—моя заслуженная награда. Каким же безумием было так искусно превратить в награду систему поставки никотина (и рака)!

Было ли это любящим способом вознаграждения себя—человека, которого я, по идее, должен любить? Где были здравомыслие и здоровый выбор? Почему не фруктовый смузи или пластинка жевательной резинки без сахара, или не горячая ванна? Как только я начал исследовать этот вопрос, то нашёл целое меню возможных вариантов. На поверку я записал 20 из них и положил этот листочек в бумажник. Когда был приступ тяги, я доставал свой список, и неизменно находился лучший на тот момент выбор. В течение многих лет такой выбор принес мне множество других действий вместо употребления никотина в различной форме.

Говорят, что зависимость—это болезнь восприятия. Мы зачастую путаем свои потребности. Мы можем прийти к убеждению, что нам нужны вещи, которые на самом деле нам не нужны. Мы можем прийти к убеждению, что мы не нуждаемся в вещах, которые на самом деле нам необходимы.

Сегодня я могу отличить разницу между наградой и ложью, наносящей мне вред.

15 апреля

Не слишком ли это звучит многообещающе? Нет.
Всё это произошло со многими из нас, с одними
раньше, с другими позже. Всё это становится
явью, если приложить усилия.
— АНОНИМНЫЕ АЛКОГОЛИКИ

После многих безуспешных и деморализующих попыток остановить зависимость, я попал в Анонимные Никотинозависимые. Первыми словами, которые я услышал, были "добро пожаловать". Я был удивлён, что ко мне продолжали чувствовать радушие, несмотря на то, что я не мог оставаться чистым. Несколько раз я почти уговорил себя бросить Программу, поскольку не мог бросить кормление зависимости. Мне было стыдно получать очередную медальку новичка. Но в конце каждого собрания я слышал вдохновляющие слова "возвращайся снова".

Не только слова, но и искренние чувства, вложенные в "добро пожаловать" и "продолжай приходить на собрания", держали меня на плаву, поддерживали в том, что сила Сообщества и сила Программы Анонимных Никотинозависимых одержит верх над одержимостью употреблять никотин.

Однажды весной 1993 г. я понял, что с вечера пятницы, когда я изучал Шаги на малой группе, прошла уже целая неделя, а мысль об употреблении меня даже не посетила. Одержимость ушла, я был свободен.

Если я чувствую уныние от кажущихся неудач или несовершенств, то оглядываюсь вокруг себя на собрании и вижу людей, которые не бросили курить после первого собрания, однако остались на борту, и теперь у некоторых три недели, три месяца или три года чистоты.

Сегодня я готов сдаться этому процессу: верить и "продолжать приходить на собрания", чтобы ни случилось.

16 апреля

> Бог жалеет наши слабости, не только показывая
> нам наши изъяны постепенно, но и давая силы
> вынести, то что мы увидим.
> —СВ. ФРАНСУА ФЕНЕЛОН

Помогает ли курение достичь большего? Или же курильщики—лентяи, которые "сидят на своих задницах и пускают дым"? Я всегда думал, что я больше, чем курильщик, но сегодня начал видеть большую правду с другой точки зрения.

Когда я думал о том, чтобы бросить курить, я боялся, что потеряю способность быстро действовать, мой имидж энергичного живчика. Это правда: я потерял часть моей нервной энергии, когда бросил курить. Временами теперь я не стимулировал систему никотином, однако в таком случае подсаживался на кофеин. Стала ли моя нервная энергия продуктивнее? Я думаю, что только стал суетиться бестолку сильнее. Не думаю, что я на самом деле добился большего. Вдобавок иногда я подстегивал себя, уже измождённого, употребляя комбинацию никотина и кофеина, а в один из периодов жизни еще и принимал таблетки для похудения.

Мне стала известна другая сторона проблемы курения и деятельности. Я открыл, что иногда периоды лени встроены в заведенный порядок вещей. Я, конечно, считаю правильным отдыхать, расслабляться и иметь некоторое свободное время. Но, если честно, то должен сказать, что позволяю себе излишне расслабляться. Курение давало мне ощущение, что я чем-то занят. Я был занят употреблением сигарет. Я был также занят чтением или смотрел телевизор, но не спрашивайте меня, о чем была эта передача или книга. Сегодня я понимаю, что меня такой вид отдыха не восстанавливал.

Сегодня я выбираю наслаждаться периодами лени. Я обдумаю, могу ли расслабиться с чистой совестью, или же я бегу от чего-то, что должен сделать.

17 апреля

И это тоже пройдёт.

—ИИСУС ИЗ НАЗАРЕТА

Я только что осознал, что бессознательно грыз ноготь. Как много раз меня обвиняли в том, что сигарета выражает потребность в оральном вознаграждении. Я считал, что так и есть, особенно когда раньше в попытках бросить курить я всегда набирал вес—ещё одно доказательство.

Идея орального вознаграждения относится к периоду, когда младенец хочет молока. Подобные обвинения по сути сводились к тому, что мое поведение незрелое и основывается на скрытой инфантильности. Я обижался на некурящих за то, что они тыкали меня носом в мою слабость. В такие моменты я, если было возможно, закуривал, словно сигарета могла помочь выкарабкаться из этого унижения. Я извергал мерзкий дым в надежде скрыть за ним обиду и надутые губы.

Возможно, я никогда не вспомню те дни, когда младенцем испытывал потребность в оральном вознаграждении. Да и так ли это важно? Могу ли я обойтись без удовлетворения своего навязчивого желания? Очевидно, могу. Бывало тяга так скручивала меня на полминуты, что я начинал верить, что не справлюсь, если не закурю. Но теперь, вспоминая случаи, когда я справлялся с ситуациями даже несмотря на сильную тягу, я точно знаю, каким глупым был этот страх.

Сегодня я знаю, что триггеров не избежать, но глубокое дыхание и Молитва о душевном покое помогут мне справиться.

18 апреля

*Мы обрели более глубокое понимание смысла
жизни и стали лучше справляться с нашими
повседневными делами и отношениями.*
— УЧАСТНИК АНОНИМНЫХ НИКОТИНОЗАВИСИМЫХ

Oдин из участников Анонимных Никотинозависимых праздновал свой первый год взрослой жизни без никотина. Мы отметили это тортом, сертификатом чистоты и с гордостью сообщили ему, как восхищаемся его успехом. Я, можно сказать, никогда не видел более счастливой и довольной улыбки, чем у этого юбиляра в тот вечер.

В каком-то смысле каждый из нас отмечал и свою собственную победу: для одного это шесть недель, для другого — четыре месяца, для третьего — сорок восемь драгоценных часов. Это матёрые взрослые люди, которые нашли способ обрести и сохранить свободу от никотина с помощью Программы. От благодарности срывает крышу!

Я верю, что каждый человек в группе по-особому понимает и принимает других. Я вижу заботу и небезразличие к борьбе, росту и проблемам, с которыми сталкиваются другие участники. И тем вечером я видел, как искренне все гордятся нашим героем, нашим юбиляром, отмечающим год чистоты.

На группе мы обсуждали тему, является ли выздоровление тем же самым, что и просто воздержание от никотина. Наш юбиляр привёл замечательный пример отличия: он приходит на собрания и активно спонсирует других участников, но ему требуется время, чтобы открыться эмоционально и духовно. И вот где начинается выздоровление. Так он поделился с нами своей силой и надеждой.

Сегодня я помню слоган Программы 12 Шагов: "Сначала мы просто пришли, а затем пришли к вере".

---

19 апреля

Мужество изменить то, что мы можем.
— РЕЙНОЛЬД НИБУР

Прошлые попытки бросить курить непременно приводили к депрессии. Я чувствовал, будто бы потерял лучшего друга. Я убеждал себя в этой лжи, чтобы защитить свою привычку, когда пристрастился к никотину.

Один из симптомов зависимости — "гнилое мышление". Это хлёсткое выражение очень хорошо передаёт ту мутную логику, которую я использовал для отрицания проблемы. Честное мышление сказало бы мне, что никотин мне вовсе не друг. Теперь, когда я дорвался до свежего воздуха, я точно знаю, что эта мучительная и опасная для жизни болезнь — происки злейшего врага, но никак не друга.

В прошлом я пытался бросить много раз, и каждая попытка заканчивалась тем, что я мучился от тяги и лгал себе, что всего лишь одна сигарета мне не повредит. Спустя месяцы или годы я вспоминал: а ведь я намеревался держаться подальше от табака! Так когда же я сбился с пути? Бывает неприятно сорвать маску со лжи, в которой я годами пребывал. Если я смогу на самом деле изменить свой ход мысли и принять, что никотин — коварная и смертельно опасная зависимость, мне будет проще поймать моменты, когда моё мышление искажается.

Сегодня я буду помнить о мифических сиренах, которые заманили моряков в смертельную ловушку, напевая им прекрасные мелодии. Я больше не стану создавать своих сирен и слушать их пение.

20 апреля

Иди и научись разучиться.

—ЧАРЛЬЗ ПЕГАЙ

Одно из определений зрелости—способность не сломаться при испытаниях и не потерять себя при победе. И смех и слёзы: я стал экспертом в проживании испытаний. В жизни есть доля трудностей. Но есть и разные способы, как я могу реагировать на проблемы.

Иногда я реагирую тем, что впадаю в жалость к себе. Ветераны Программы говорят: саможалость как грязный подгузник—сначала он тёплый и уютный, но спустя какое-то время начинает вонять. Жалость к себе искажает характер и разрушает целостность. Разве я не плюхался в любимое кресло, выпуская плотный клубок дыма и погружаясь в свою тоску? Теперь без сигарет мне проще увидеть разницу между переживанием боли и затаскиванием себя в саможалость.

Есть и ещё один вариант реакции на проблемы, столь же популярный: притвориться, что меня это не касается. Курение—отличный способ притвориться, что я ничего не заметил, не так ли? Опасность тут в том, что лживая позиция безразличия убивает здоровые проявления моей человечности. Играя в эту игру, я рискую потерять себя.

Сегодня я ощущаю свежий воздух в моей жизни: энергия течёт сквозь меня, дыхание лёгкое, эмоции не подавлены. Я ощущаю себя обновлённым.

111

21 апреля

*Мысль, которая не реализуется в действии—есть
почти ничто. А необдуманное предварительно
действие—есть совсем ничто.*

—ЖОРЖ БЕРНАНО.

Вы наверняка замечали на вечеринках людей с бокалом в одной руке и с сигаретой в другой. Вспоминается фраза "я жив только по милости Бога". Чтобы скрыть свою нервозность на социальных мероприятиях, я постоянно занимала руки напитками, едой и сигаретой. Мне даже приходилось брать с собой запасную пачку на всякий случай, потому что я знала, что без сигарет не смогу адаптироваться в обществе.

Когда я задумала бросать, меня поначалу охватывал ужас при мысли остаться среди людей без своего костыля. Курение было тем, к чему я прибегала, когда волновалась. Не стану ли я вести себя странно? Справлюсь ли я с эмоциями в неловкой ситуации или когда кто-то критикует меня?

В каком-то плане моё поведение было разумным. Я всегда заранее заботилась о том, чтобы сигарет хватило. Если уж я переношу свой страх на ситуации, которые ещё не случились, так почему бы мне заранее не продумать также и максимально комфортные пути выхода из них? Я могу планировать надеть украшение, которое буду крутить в руках, ведя беседу. Или выбрать более здоровую пищу, чтобы держать под контролем вес. Я также могу планировать заказать безалкогольные напитки, чтобы лишний раз не провоцировать тягу в сложной ситуации—алкоголь является одним из триггеров моей никотиновой зависимости.

Держа в уме несколько простых вещей, которые могут сильно выручить, я могу вести себя вполне уверенно.

---

*Сегодня я праздную то, как успешно я справляюсь с
испытаниями. Я преодолеваю трудности с гордостью и
удовлетворением.*

22 апреля

> Война, сэр, не только для сильных, но и для
> бдительных.
> —ПАТРИК ГЕНРИ

Некоторые отмечают большие перемены в отношениях с людьми, например, их приятнее обнимать, теперь, когда они не источают табачный запах. Другие говорят, что им стало проще физически находиться рядом с другими. Некоторых близкие даже хвалят и благодарят за то, что они бросили курить.

Мне важно, что мой разум очистился.

Я перестал курить ради себя самого. Слышать похвалу за мои старания очень приятно, но я не могу зависеть от похвалы, понимания или поддержки. Я сталкивался и с критикой—за лишний вес, за раздражительность и за другие, не связанные с курением вещи. Но разве критика—повод закурить?

Программа Анонимных Никотинозависимых эгоистична. Она учит, что я должен ставить свою чистоту от никотина на первое место. Даже если я бросил курить ради кого-то другого, выздоровление зависит от моей ответственности за решение оставаться чистым. Мне очень приятно слышать похвалу и комплименты, но это лишь добавка к моей внутренней удовлетворённости.

Иногда потоки чужих мнений меня на время сбивают с пути. Это самое время, чтобы позвонить спонсору или почитать что-то из программной литературы. Когда всё устаканится, внутри настанет мир, потому что я справился со штормом, не утратив цели.

Программа—чудесный штурман, помогающий мне следовать в направлении цели: свободы от никотиновой зависимости.

Сегодня я сосредоточусь на своей цели. Ничто не может отвлечь меня и сбить с курса.

23 апреля

*Три необходимых ингредиента счастья: что-то
делать, что-то любить и на что-то надеяться.*
—АЛЛАН К. ЧАЛМЕРС

Я просыпаюсь утром и у меня впереди прекрасный день. Утренние дела не затуманены вчерашним никотиновым дурманом. Я принимаю душ и одеваюсь, радуясь, что сегодня моя кожа и одежда не пропахнут дымом. Я наслаждаюсь завтраком, и если кофе провоцирует тягу, то я выпью чай или сок.

Я могу выбрать сделать сегодняшний день счастливым и при любой возможности внести в расписание счастливые моменты. Я могу обратить внимание на чудесные виды, которые встречаются на пути и наслаждаться вкусом еды. Я также могу помнить о людях, кто поддерживает меня, и обещаю себе пообщаться сегодня с кем-то из них.

Теперь одышка не портит мои прогулки. Я могу просто ради удовольствия уделить время физическим упражнениям, а ведь это для меня совсем не обычное дело. День без никотина полон новых возможностей. Набирая силу по мере работы по Программе, я также замечаю, что могу позвонить кому-то, кто нуждается в поддержке и ободрении. Я радуюсь возможности помочь.

---

*Сегодня я сделаю этот день таким, каким я хотел бы, чтобы он
был. Не всё сегодня будет по-моему, но я выберу, как
реагировать. И оглядываясь на этот прошедший день, я
испытаю радость.*

24 апреля

*Успех — это наука. Если у вас есть исходные
условия, вы получите результат.*

—ОСКАР УАЙЛЬД

Когда я старался изо всех сил освободиться от никотиновой зависимости, началось замечательное путешествие. Первые шаги были нерешительными и трудными: я боролся с наркотиком, который все еще находился в моем теле. Когда это пошло на убыль, я начал спотыкаться о привычки и вещи, которые напоминали о курении, были спусковыми крючками к побуждению закурить.

Я приобрел некоторую уверенность, когда тяги стали менее частыми. Может пора закончить ходить к Анонимных Никотинозависимым? Я считаю, что это коварное время. Хотя сейчас я с лёгкостью остаюсь чистым в течение длительного времени, в этом кроется опасность. В сложных ситуациях на меня может нахлынуть сокрушительный поток чувств. Подобно тигру, попадающему в ловко устроенную яму-ловушку, я могу впасть в старое решение — закурить. Но может ли никотин изменить ситуацию? Он способен лишь добавить ещё одну проблему к моим трудностям.

Применять Программу во время таких испытаний — значит работать по ней. Это тяжелая работа — переделывать модели поведения, по которым я жил. Я не должен путешествовать в одиночку: у меня есть Высшая Сила, которая защищает, когда дорога слишком трудная. Она сильнее, чем я, чем любой из нас по отдельности. Она пронесет меня на руках через наиболее трудные времена. Я знаю, что никотиновая зависимость бьет по физическому, эмоциональному и духовному состоянию.

---

*Сегодня с помощью группы, спонсора и Высшей Силы у меня есть
инструменты для создания жизни, которая приносит
удовлетворение, — жизни свободной от никотина.*

25 апреля

Мы заплатим любую цену, вынесем все трудности,
преодолеем любые испытания, поддержим своих
друзей и остановим врагов ради спасения и
укрепления свободы.
—ДЖОН Ф. КЕННЕДИ

Я теряюсь от чувства потери контроля: хочу плакать, кричать, колотить стены. И чувствую рвущиеся рыдания глубоко внутри, которым не могу дать волю. Старым решением было употребить никотин, и прошлой ночью я так и сделал. Я совершил ошибку. В ту ночь моим оправданием была трудная проблема. Сегодня она не ушла, но вдобавок я имею никотиновую тягу. Теперь я вижу безумие того, что сделал. Даже не ясно, плакать мне теперь или смеяться!

Какая удача, что один человек из Программы позвонил мне несколько минут назад! В этот момент я как раз обдумывал, не остаться ли мне в зависимости и дальше. Меня охватывало чувство соблазна, как тогда, когда я в первый раз бросил. Нет. Освобождение от никотина должно быть главным приоритетом. Сейчас другие задачи должны отойти на задний план. Сейчас я должен пройти через эту тягу, сосредоточиться только на этом.

Что я могу сделать, чтобы укрепить позиции в выздоровлении? Почему я был так уязвим, когда столкнулся с этой проблемой? Позднее я понял, что потерял фокус на Программе. Разные вещи могли стать причиной того, что увело меня прочь от Программы. Каждый раз, как я позволял каким-то оправданиям вбить клин между мной и выздоровлением, я скатывался к большой опасности—вновь вернуться к зависимости. Для меня важно каждый день читать программную литературу, мне нужно регулярно общаться с программными людьми, я должен ходить на собрания Анонимных Никотинозависимых. Мне очень нравится выздоравливать.

Сегодня я помню, что нет ничего более дорогого, чем мое выздоровление.

26 апреля

Говорите ясно, если уж начали говорить.
Выгравируйте каждое слово, прежде чем оно
сорвется с губ.
—ОЛИВЕР УЭНДЕЛЛ ХОЛМС

Когда я употреблял, меня возмущало отношение некурящих, уверенных в своем превосходстве. Я пообещал себе, что никогда не буду таким, как они, когда брошу. Теперь я пересмотрел взгляд на то, что такое правильно.

Как зависимый от никотина, я возмущался каждым, кто не одобрял мое курение. Я хотел, чтобы другие поддерживали меня, позволяя комфортно существовать со своей привычкой. Если честно, я вел себя отвратительно, когда кто-то бросал мне вызов. В одно время я мог быть саркастичным, в другое возмущенным, надеясь устрашить человека, который не соглашался на мои требования курильщика.

Это проявление строгой любви—отказать тому, кто просит отдать ему сдачу, чтобы купить на неё сигареты поштучно. Или тому, кому не терпится закурить в небольшом помещении. Мне хорошо знакомо раздражение в ответ на такой отказ. Могу ли я отклонить просьбу вежливо? Возможно, тогда человек столкнется со своей никотиновой зависимостью! Если же я откажу таким способом, который вызовет в человеке злость, то, возможно, дам ему новое оправдание, чтобы избежать встречи со своей зависимостью. Но когда я твердо и доходчиво разъясняю свои права на свободную от курения окружающую среду, я укрепляю Программу. Я также улучшаю свое здоровье. Для меня большой риск—вдыхать никотин от курящих.

Сегодня я буду ставить и защищать границы, которые позволят мне продолжать выздоровление, но сделаю это по-доброму.

27 апреля

Ошибка не станет заблуждением до тех пор, пока
вы не откажетесь исправить ее.
—ОРЛАНДО А. БАТТИСТА

О дна участница группы рассказала трогательную историю. Она бросила курить на шесть лет, а сейчас снова попала на крючок своих старых привычек. Как это случилось? На похоронах сестры-близнеца один человек предложил ей сигарету — пытался утешить таким странным способом. Теперь, три года спустя, она все ещё курит. Что за злостная, неумолимая штука эта зависимость? Как безжалостно нападает, когда мы ослаблены. Значит ли это, что я обречен на постоянные рецидивы никотиновой зависимости? Нет, миллион раз нет.

Надежда есть. У меня есть другие люди, которые заботятся обо мне, слушают о моих печалях, желаниях, провалах и мечтах. У меня есть собрания, которые я могу посещать и литература для чтения. Конечно, люди бросают курить и без посещения собраний или попыток улучшить свою эмоциональную и духовную жизнь через Программу. Они просто бросают. И некоторые даже остаются чистыми до конца своей жизни.

В конце концов, почему я должен оставлять тёплый дом в холодный, сырой вечер, чтобы попасть на собрание? На собраниях я встречаю людей, которые слушают меня, которые понимают мою борьбу, как только один зависимый может понять другого. Я получаю новый взгляд и вдохновение для роста и улучшения моей жизни. Когда тоскливый день слишком утомляет меня, чтобы идти на собрание, напомните мне о выгодах, которые я получу, если пойду. Как часто я слышал всего лишь одно правильное слово, которое мне помогало в ситуации. И я уверен, что в какой-то момент моя история становилась чем-то особенным для другого человека.

---

*Сегодня я вберу в себя всю мудрость других и позволю другим
разделить мой опыт.*

28 апреля

Хорошие друзья хороши для вашего здоровья.
—ДОКТОР ИРВИН САРАСОН

Для меня способность увидеть что-то смешное в прошедшем дне и посмеяться не саркастическим, а тёплым, любящим, понимающим смехом,—показатель эмоционального выздоровления. Меня может охватить серьезное беспокойство, полное бушующих эмоций. Какое благословение, что я могу просто отстраниться. Программа 12 Шагов говорит, что единственное, в чем я нуждаюсь—это спустить воздух с моего непомерно раздутого Эго, и избавляет меня от идеи всемогущества.

Следуя ненавязчивым рекомендациям друзей из Программы, я могу научиться разбираться, где мое Эго доводит меня до беды, и где я должен твердо отстаивать истину. Иногда простое принятия меня с теплотой и заботой, которые я ощущаю от друзей из Анонимных Никотинозависимых дает мне силы собраться и поступить лучше. Спокойное принятие других членов группы может быть целительной силой для ран и боли. Их понимание моего зависимого поведения помогает мне воспрепятствовать рецидиву болезни и поддерживает вновь обретенную зрелость.

Сегодня я благодарен за смех и возрастающую зрелость.

29 апреля

Радоваться, когда радуется другой, подобно
пребыванию в раю.
—МЕЙСТЕР ЭРКХАРД

Курение — это затягивающаяся петля. Закупориваются легкие — закупориваются контакты с внешним миром. Неужели, это может вызывать сомнение? Я вижу как на моих глазах открываются, растут и расцветает другие члены группы. Я вижу происходящее чудо.

Безусловно, каждый из нас развивается в собственном темпе. Тут нет никакого графика. Каждый движется в скрытом танце в собственном ритме. Бывают времена, когда я знаю, что расту. Новые отношения, новые модели поведения входят в мою жизнь. Потом наступают времена, когда кажется, что ничего не изменяется длительное время.

Одна женщина в группе рассказывала с гордостью, что она перестала кашлять по утрам. Я замечаю, как расслаблено её лицо — оно становится живым. Прежде оно было бесстрастно-неподвижным. Я вижу как мое собственное выздоровление отражается в лицах других людей вокруг меня.

Сегодня я вижу зеркальное отражение моих успехов в лицах друзей из Программы и благодарю их за дружеское общение.

30 апреля

Начните делать всё, что можете и о чём мечтаете.
В смелости—и дух, и сила, и магия. Начните
сейчас!

—ИОГАНН ВОЛЬФГАНГ ФОН ГЁТЕ

У меня есть желание расти. Один из способов это показать—отказ от курения. Такое стремление к росту привело меня в Сообщество Анонимных Никотинозависимых. Много дверей в новую жизнь откроется для меня теперь.

Я приложил все усилия, чтобы пройти начальный этап отказа от зависимости. Моё внимание больше не ограничено бросанием курить, оно переключилось на то, чтобы принять полноту и богатство жизни. Я открываюсь для поддержки других. Я не убегаю, когда испытываю неловкость. Мне может быть тревожно от близости, но я выдерживаю это. Выдерживаю? Смущенная сконфуженность и суетливость от чувства приятной близости с другом—это проблема, но счастливая и радостная. Я не знал вкуса настоящей дружбы, когда курил и избегал близких отношений.

Я терпеливо отношусь к чувствам и теперь ощущаю их более ярко—и счастливые, и болезненные. Да, никотин притуплял боль. Но он лишь временно хоронил её, и в будущем мне всё равно пришлось бы прийти к честному проживанию этого опыта.

Когда я убрал сигареты, чувства вышли на поверхность из кладовой моего сердца. Столкнуться с ними лицом к лицу в первые несколько месяцев было очень изматывающим.

Однажды поток эмоций стал управляем, и я обнаружил, что жизнь богатая и стремительная река. Я открыл, что могу управлять труднопроходимыми временами. Время меняет вещи—вскоре я ощутил себя плывущим в моменте безмятежности.

Сегодня без никотина я переживаю жизнь как нечто чудесное.

1 мая

> Жаль, что так мало людей обретают свои души,
> пока живут. Их мысли состоят из чужих
> суждений, их жизни
> — ПРИТВОРСТВО, ИХ СТРАСТИ — ЦИТАТЫ. — ОСКАР УАЙЛЬД

Куда я трачу свою энергию? Сосредотачиваю ли я внимание на хорошем и позитивном? Позволяю ли уму бесконтрольно мчаться, подобно дикому зверю, или направляю мысли пастись на зелёных пастбищах? У меня есть склонность следовать негативным моделям мышления: воображать ужасные проблемы, питать чувство обиды, затаить недовольство и жалеть себя. Полагаю, я перестал развиваться в тот день, когда начал употреблять никотин.

Но привычки ума можно изменять. Если я начинаю составлять перечень, в чём неправы те, кого я люблю, то я тут же вспоминаю свои несовершенства. Я в ответе только за себя и не могу судить или менять других людей. Когда меня тянет начать искать ошибки в поведении других, мне следует сначала достать зеркало и взглянуть на себя. По завершении поиска и исправления собственных ошибок я готов контролировать себя. Когда я смотрю на свои ошибки, мне также требуется честность и мужество, чтобы не забыть и о достоинствах, и сильных качествах, ведь их можно положить в основу будущих улучшений, которых я смогу достичь.

*Сегодня я буду проводить инвентаризацию только самого себя.
Этого вполне достаточно.*

2 мая

> Разум человека, расширившийся для новой идеи,
> никогда не уменьшится обратно.
> —ОЛИВЕР ВЕНДЕЛЛ ХОЛМС

Порой желание закурить обуревало меня настолько безжалостно, что во времена когда у меня не хватало денег на сигареты, я подбирал бычки прямо с обочин дороги. Такое поведение характеризует меня как настоящего наркомана. Но я никогда не смотрел на себя как на наркомана. Я был просто курильщиком. Общество считает курильщиков обладателями мерзкой вредной привычки, не более того. Тем временем, пытаясь остаться чистым хотя бы один день, я понял, что это вовсе никакая не привычка.

Никотин—такой же могущественный наркотик, как остальные, или даже ещё более сильный. Общество не препятствует употреблению, делая его легальным, но эта легальность вовсе не означает, что зависимому от никотина будет просто выбраться из стальной хватки этого вещества. Я больше не курю, но мне необходимо каждый день заново утверждать своё бессилие перед этим смертельным ядом. Для меня не существует "всего одной сигареты" и я не могу рисковать, самодовольно почивая на лаврах. С помощью моей Высшей Силы я не сдамся тяге, которая все же порой приходит ко мне, но лишь на время.

Сегодня я буду помнить, что я зависим от никотина. У меня может возникнуть тяга, но я не стану отвечать на неё употреблением.

3 мая

*Мы слишком часто недооцениваем силу
прикосновения, улыбки, доброго слова,
внимательного слушания, искреннего
комплимента или малейшего проявления заботы—
всё это способно изменить ход событий.*

—ЛЕО БУСКАГЛИЯ

Никотиновая зависимость стала проблемой мирового масштаба. Я лишь часть небольшой группы Анонимных Никотинозависимых в моём регионе, но я всем сердцем мечтаю о моменте, когда Анонимные Никотинозависимые будут доступны каждому зависимому от никотина независимо от того, в какой стране они живут и на каком языке говорят.

В США медицинские службы распорядились печатать предупреждение на каждой пачке сигарет. Когда я курил, я замечал эти надписи, но не обращал на них внимания и делал вид, что разрушительный эффект табака надо мной не властен. Кашель, одышка и раздражительность казались нормой и, конечно же, никак не были связаны с курением.

Отрицание пронизывает каждый аспект никотиновой зависимости. Когда я нахожусь в отрицании, я верю в ложь. Сейчас мне подумать страшно о некоторых вещах, в которые я раньше верил. Я так благодарен за жизнь в истине! А истина в том, что я бессилен перед никотином. Эта истина мощнее любых языковых и культурных барьеров, она объединяет нас.

В моменты слабости я могу направить свои мысли к Высшей Силе и получить облегчение от безумного мышления, будь то через молитву, посещение собрания или звонок некурящему товарищу из Сообщества.

Сегодня, по одному дню за раз, по одному часу за раз, по одной минуте за раз, я могу практиковать жизнь выздоравливающего некурящего человека, с гордостью восстанавливая здоровье во всех аспектах.

4 мая

. . . Мудрость отличить одно от другого.
—РЕЙНХОЛЬД НИБУР

Однажды я обратился к одному из ветеранов Программы с просьбой помочь разобраться в концепциях бессилия и Высшей Силы. Он сказал мне посмотреть на эти понятия следующим образом: "Своё бессилие перед никотином ты доказывал себе каждый раз, когда выбегал из дома посреди ночи, потому что у тебя закончились сигареты. Наверняка, есть и ещё десятки примеров подобного поведения. Так скажи мне, кто на самом деле у руля — ты или никотин?".

А на вопрос про Высшую Силу он ответил так: "Высшая Сила — это что-то, что сильнее никотина. Веришь ли ты хоть в какую-либо силу, более могущественную, чем никотин?".

Часто я слышу, что это простая Программа для сложных людей. Я слишком сильно усложнял жизнь своей запутанной логикой зависимого человека. В Анонимных Никотинозависимых мне предложили простые принципы, которыми я могу руководствоваться, и простые слоганы, которые могут помочь в трудных ситуациях. Весь секрет в том, чтобы использовать их вне собраний. Это требует усилий. Мне приходится работать над собой, чтобы вспоминать эти принципы и идеи в непростых ситуациях и выдерживать сопротивление многих лет практики старого поведения, чтобы пробовать новое и более здоровое поведение. На самом деле это очень трудная работа, но она действительно приносит силу и возможность изменить самого себя. А насчёт тревог об окружающем мире и его событиях — чаще всего это то, что я не могу контролировать.

Сегодня я сосредоточусь на применении одного слогана или одной Программной концепции, чтобы учиться росту и изменениям.

5 мая

Ответ неотделим от проблемы, поэтому он
приходит тогда, когда приходит понимание
проблемы.

—ДЖИДДУ КРИШНАМУРТИ

Наверняка вы не раз наблюдали, как ребёнок ругается со взрослым в супермаркете. Какую массу энергии ребёнок тратит на капризные выкрутасы и борьбу с неизбежным! В конечном счёте спокойствие восстанавливается, и шоппинг продолжается.

Кто-то становится с годами мудрее, а кто-то нет. Когда у меня на работе или дома случаются проблемы, которые высасывают из меня энергию, я смотрю на свою часть, только на себя в этой ситуации, в этом моменте: не уходит ли энергия на сопротивление, борьбу с реальностью, избегание чего-либо, что мне не хочется принимать?

Позиция принятия—это не поражение в битве. Принятие не означает уступить чему-то недопустимому. Принятие означает всего лишь признать реальность. Как только я прекращаю бороться с болезненной реальностью и принимаю её, я обретаю свободу решать, что я буду делать как зрелая личность.

Моя способность всего лишь за несколько дней пропустить болезненные факты через свою толстую кожу и осознать их—показатель моего прогресса в выздоровлении. Раньше на то, чтобы услышать, что другие люди пытаются донести до меня, мне требовались недели, а то и месяцы. Что-то из этого я не услышал и до сих пор.

Сегодня я буду принимать каждую проблему и искать ответ.

6 мая

Если вы думаете, что вы слишком малы и ни на
что не можете повлиять, попробуйте лечь спать в
комнате с комаром.

—АНИТА РОДДИК

Когда я испытывал синдром отмены после отказа от сигарет, мне было трудно общаться с близкими. Частенько я терял здравое видение ситуации и начинал считать их причиной своих бед. Я злился и говорил им обидные вещи.

Это отличный момент, чтобы практиковать отделение. Поначалу, лучший способ отстраниться—это уйти в другую комнату или выйти на прогулку. Выпустите пар в другом месте. В любом случае вреда от этого будет меньше.

Со временем я научился оставаться в комнате, но отстраняться от слов или действий, которые выводят меня из себя. Одна женщина притворяется, будто затыкает уши ватой, чтобы не слышать, как шумно дурачатся её дети. Раньше она вовлекалась, становясь частью проблемы, а теперь нашла способ помочь себе. Другой человек рассказывал, что действует так, будто его партнёр заслуживает максимальной вежливости и доброты в те моменты, когда казалось, что именно сейчас он заслуживает этого меньше всего. Он увидел, что в результате этих действий восприятие и поведение его партнёра изменилось через весьма короткое время.

Если всё что я могу сделать—это физически отстраниться, то и это хорошо. Это намного лучше, чем остаться в ситуации и навредить кому-то. От того, что я буду обманывать себя, лучше никому не станет.

Сегодня я буду помнить о практике отстранения.

7 мая

Я научился молчанию у говорливых, терпимости у нетерпимых и доброте у озлобленных. Но вот что странно: я не испытываю благодарности к этим учителям.

—КАЛИЛ ГИБРАН

Вот-так сюрприз! Оказывается, я за целый день ни разу не подумал о сигаретах! Я очень доволен собой.

Правда, я несколько раз замечал курящих рядом с собой и обращал на них внимание. И ещё один раз я заметил в воздухе клубок дыма, поднимающийся к потолку в офисе. И что с того? Что это означает для меня? Ничего. Я видел людей, прикуривающих сигареты. Один даже схватился за сигарету ещё до того, как вышел за двери, где можно было законно закурить.

Мне сегодня не хотелось пополнить ряды курильщиков. Но в то же время я и не был слишком надменным, глядя на них. Я был подобен листу, падающему с дерева: я видел эти ситуации, но они ничего для меня не значили.

Я устроился на новую работу спустя месяц после того, как бросил, и мои коллеги не знают, что я когда-то курил. Теперь я с улыбкой думаю о том, что они считают меня некурящим. Я зависимый человек, курильщик, выкуривший более 250 тысяч сигарет, и для меня безумно трепетно, что кто-то может счесть, будто я не курил никогда.

Я свободен от необходимости тратить на курение свою энергию, время, здоровье и умственные силы. Каждый день—это ещё один шаг на этом победном пути. Каждый раз, когда я забываю о благодарности и начинаю воспринимать свой новый статус как должное, я попадаю в какую-либо ситуацию, вызывающую боль.

Сегодня я буду часто делать паузы, чтобы испытать благодарность.

8 мая

Господи, помоги мне одержать победу над собой,
ибо трудно победить самого себя, хотя когда
одержана эта победа — побеждено и всё остальное.

—ДЖАЙНИСТСКАЯ МОЛИТВА

Приходя на собрание Анонимных Никотинозависимых, мы приносим свое особое мироощущение и свои личные проблемы. Постоянное посещение собраний, применение Шагов и Традиций откроют для меня путь. Я пойму послание Программы, поскольку оно наилучшим образом соответствует моим индивидуальным потребностям.

Люди, не знакомые с этими Шагами, обычно сопротивляются идеям бессилия перед никотином. Для многих идея Высшей Силы вызывает возражение, это часто связано с Богом их детства. Для меня лично термин безумие вызывает страх. Когда я изучаю Шаги, это слово тревожит меня.

Я пришел в Анонимные Никотинозависимые с большим опытом Шагов в других Программах, и моя задача — правильно расставить приоритеты. Отказ от никотина вызовет личностный переворот. Как человек, который идёт по двум программам, я должен честно взвесить силу моей другой Программы в свете отказа от никотина. Руководство знающего и любящего спонсора может иметь решающее значение для моего успеха. Можно ли отказаться от никотина без прохождения Шагов? Конечно. Но не лучше ли вырасти из зависимого склада ума и улучшить свою жизнь?

Сегодня я буду работать по Программе. Важно развитие.

9 мая

Единственный тиран, которого я признаю,—это
тихий голос совести внутри.

— МАХАТМА ГАНДИ

Спустя какое-то время после отказа от никотина, физические симптомы абстиненции в основном исчезли. Сейчас я вижу, как восстанавливается моё здоровье, и я очень счастлив. На собраниях я делюсь опытом жизни без "костыля". Я делаю успехи в проживании чувств и чувствую себя более комфортно с людьми без употребления никотина.

Какая духовная нить проходит через все эти изменения? Какая практическая философия даёт мне направление? Снова и снова я слышу подтверждения участников, что ответы всегда были внутри них. Я проясняю свои мысли, обговаривая их со спонсором. В уединении и тишине я могу услышать собственный самый мудрый совет. Если я честно слушаю самого себя, я знаю что правильно для меня.

Иногда мой ум слишком поглощён людьми или событиями. Когда я теряю соприкосновение с собой, я поддаюсь зависти, разочарованию, обиде, жалости к себе, отчаянию или ненависти. Я отдаляюсь от того, чтобы сосредоточиться на хорошем и сильном во мне. Я слишком легко отказываюсь от душевного равновесия.

Сегодня я буду обучать себя тому, чтобы становиться лучше. Если я способен вести себя по-здоровому, то сделаю свой маленький уголок мира лучшим местом.

10 мая

> Взгляни на этот день!
> В нем жизни эликсир ...
> Вчерашний день— фантом,
> День завтрашний— виденье,
> День нынешний—твое спасенье от забот.
> Живи как этот день, и пой благодаренье
> Тому, что было в прошлом и в будущем грядёт.
> —МАХАКАВЬЯ КАЛИДАСА

"День за днём", минута за минутой и одно решение за один раз—вот что стало ключом к обретению моих первых двадцати четырех часов в чистоте. Когда я пришёл к Анонимным Никотинозависимым, я исчерпал все свои ресурсы, чтобы избавиться от никотина. Я был в другой 12-шаговой Программе и пытался «отпустить и отдать Богу», чтобы через Шестой и Седьмой Шаг удалить дефекты характера, делал Одиннадцатый шаг, но всегда возвращался к никотину.

Я нуждался в другом зависимом от никотина. В конце концов я попросил друга помочь мне организовать группу Анонимных Никотинозависимых. Он согласился мгновенно. Мы проводили собрания, и он сказал: «Просто старайся день за днём, будь внимателен к себе, потому что ты сейчас такой хрупкий.» Кажется, когда я прочитал книгу "Анонимные Никотинозависимые», у меня сразу же появилась надежда, и гора упала с плеч. Я больше не был один. Я верю, что просто одна минута, одно решение, один день за один раз—вот выход для меня. Говорить с другими зависимыми от никотина о своей борьбе было намного легче. Они точно знали, как я себя чувствую и через что прохожу. Однажды они сказали, что похоже я себя боюсь. Я не знал, что это такое. Они провели меня через этот день.

Если я одной ногой стою во вчерашнем дне, а другой в завтрашнем, я порчу сегодняшний день. Жить в настоящем и «только сегодня»—хороший инструмент. Каждое утро я читаю Молитву Третьего Шага.

Сегодня я буду твердо держаться обеими ногами в настоящем.

131

11 мая

Я не знаю, что готовит будущее, но я знаю Кто
его готовит.
—БИЛЛИ ГРЭХЭМ

Акак бы я прошла через это? Мать-одиночка описывала ужасную ночь, когда её единственный ребенок совершал 5-часовой перелет в самолете. Она обнаружила, что выкурила целую пачку сигарет, пока ждала звонка, что все в порядке. А как ещё могла она пережить ту ночь?

Мы употребляем термин проекция, чтобы описать привычку ума давать пищу тревоге. Когда я проецирую, то обычно представляю себе очень болезненные события. По какой-то причине я даю этим мыслям вещество и пребываю в этом до тех пор, пока не пройдет приступ беспокойства. Когда я свободен от его власти, то легко вижу ошибку в том, что предполагать только худший вариант.

Когда я расстроен, я не могу просто остановить размышления. К счастью, я не могу думать о двух вещах одновременно. Используя свои умственные способности шире, я могу планировать, что делать с тем, что беспокоит меня. Я концентрируюсь на самых реалистичных результатах и планирую, как буду действовать.

Что еще можно сделать, когда я напряжен из-за тревоги? Я могу попытаться расслабиться и прожить следующие пять минут наилучшим образом, прямо там, где я нахожусь. Как говорится в рекомендациях: "Если вы моете посуду, позвольте вашему уму быть там, где находятся ваши руки".

Сегодня я могу успокоиться, расслабиться и войти в более благоразумное расположение духа.

12 мая

Мы признали бессилие перед никотином,
признали, что наша жизнь стала неуправляемой.
— ПЕРВЫЙ ШАГ

Прежде, чем я принял этот шаг, никотин был моим хозяином. Я был бессилен, жизнь вращалась вокруг употребления никотина. Я откликался на зов тяги всякий раз, когда она этого хотела. На какие аспекты жизни влияла неуправляемость? Здоровье, окружение, подавленные эмоции, финансы, отношения с другими людьми. Этот список иногда кажется бесконечным.

Выполняя этот Шаг в первый раз, я чувствовал себя побежденным, сжатым со всех сторон. Я чувствовал, что не мог остановиться, был в ловушке этого коварного химического вещества, называемого никотином. Раньше я пытался остановиться сотни раз, но всегда терпел неудачу. Я не мог опуститься еще ниже. Почему-то казалось, что мне хуже, чем другим. Я упал на дно и больше не верил отрицанию. Мне напомнили, что некоторые люди достигают дна только, когда умирают.

После того как я сделал первый шаг, я был готов сделать следующий шаг: принял пугающее меня решение прекратить употребление никотина. Я примирился с самим собой и решением прекратить употребление и в тоже время был не в своей тарелке. На каком основании эта попытка должно отличаться от многих других попыток остановиться? Тогда я начал искать помощь, чтобы остановиться. И остановился.

Сегодня я свободно признаю, что бессилен перед никотином. Если мысль о кормлении зависимости станет привлекательной, я остановлюсь и напомню себе о неуправляемости, подпитывающей мою зависимость.

13 мая

Пришли к убеждению, что только Сила, более
могущественная, чем мы, может вернуть нам
здравомыслие.
— ВТОРОЙ ШАГ

Прежде чем сделать этот Шаг, я много раз пытался бросить и остаться некурящим тем способом, который использовал в прошлом. Я пытался сделать по-своему, но по опыту понял, что не могу сделать это в одиночку.

С этим Шагом я протянул руки к помощи. Сила, могущественнее, чем я сам,— это часто любовь и поддержка на собрании Анонимных Никотинозависимых. Я увидел в Программе Анонимных Никотинозависимых поддержку для моих разрушенных легких, побежденного духа и сбитого с толку ума. Я представлял эту Силу—и это было мое уникальное создание и понимание Божественного духа.

Здравомыслие означает разумность или здоровье ума. Хорошим примером этого является признание моего отрицания и отказа поверить ему сейчас, когда у меня есть желание выздороветь. Сделав этот шаг, я слышу выздоравливающих товарищей из Анонимных Никотинозависимых, которые делятся своим "опытом, силой и надеждой" и видят, что есть способ остановиться, оставаться в этом и быть в мире с этим решением.

Сегодня я признаю Силу, более могущественную, чем я сам, будь
то собрание Анонимных Никотинозависимых, молитва Высшей
Силе или общение с выздоравливающими зависимыми.

14 мая

Всё в жизни, что мы действительно принимаем,
претерпевает изменения.
— КЭТРИН МЭНСФИЛД

Я находился в больнице с болезнью легких, и тем не менее обнаружил, что залез в карман медсестры, чтобы украсть сигарету. Утром я не мог дышать, когда встал с постели. Я выбежал на снег, в одном нижнем белье, чтобы от шокового удара организм задышал снова. Тем не менее я не бросил. Что я принёс в жертву зависимости?

Первый Шаг вывел все на чистую воду: я признал, что был бессилен. Если бы зависимость не поймала меня в ловушку, я бы не возвращался тысячу раз, говоря после этого: «Я это получил. Я не позволю этому случиться со мной». Я знаю, что я бессилен, когда наблюдаю, как моя твердая решимость превращается в ничто.

Одна женщина из моей группы призналась, что привыкла курить скотч, потому что много раз ломала сигареты напополам, только для того, чтобы через час вернуться на помойку, выудить самую большую часть, починить скотчем, а затем выкурить. Меня рассмешил её рассказ, но ведь и я тоже делал довольно глупые вещи.

Теперь я могу сдаться руководству моей Высшей Силы, чтобы она вела меня к правильным действиям, которые избавят меня от одержимости курением и зависимости от наркотика никотина. Признание, что я бессилен, приносит облегчение смело смотреть правде в глаза. Борьба за то, чтобы контролировать зависимость, в конце концов закончена.

Сегодня я отдам мою жизнь и волю заботе Высшей Силы.

15 мая

Простить — всё равно что освободить пленника и
обнаружить, что этим пленником были мы сами.
— ЛЬЮИС СМЕДЕС

Когда мне было шестнадцать, мой отец жестоко избил меня. Хотя моим братьям часто доставалось, я умудрялся избегать этой участи до того дня. Я был покладистым мальчиком, который заботился о благополучии других или по крайней мере следил, чтобы никто не поймал их за шалостями.

То избиение убило во мне любые признаки любви, которую я испытывал к отцу. Я перестал с ним разговаривать и не мог даже находиться с ним в одной комнате.

В Программе я молился об освобождении от обид и о том, чтобы видеть свою часть в той ссоре, которая вылилась в побои, но мне удалось увидеть, что тогда я впервые решил постоять за себя вместо того, чтобы любой ценой сохранить мир. Лишь спустя несколько лет я мало-помалу начал смотреть на отца как на человека с дефектами характера, вместо того чтобы относиться к нему как к извергу. Но мне всё ещё не удавалось распахнуть перед ним двери своего сердца.

А потом один мой товарищ рассорился с другими ребятами из нашей компании и покинул её. Я поймал себя на том, что недоумеваю, как может один-единственный случай перечеркнуть всё хорошее, что было в отношениях. И тут я понял, что нашёл ответ на свой вопрос.

Моей частью в той ссоре был отказ любить и быть любимым на протяжении тридцати пяти лет. Теперь я вижу, что те несколько минут ярости были ничем по сравнению с годами разобщённости, которую я создал. Без сомнения, я был намного более неправ, чем он. Какое счастье, что мне довелось увидеть истину и возместить ущерб вовремя, пока отец жив.

Сегодня я прошу Бога помочь мне концентрироваться только на своей зоне ответственности и заменить обиды на прощение и любовь.

16 мая

Пришли, пришли к, пришли к вере.
— АНОНИМНЫЕ АЛКОГОЛИКИ

Я врач-терапевт. Я видел пациентов с эмфиземой, кто затыкал свои трахеостомические трубки, чтобы покурить. Мой отец умер от эмфиземы у меня на глазах. В своей научной деятельности я провёл дотошное исследование последствий курения. Дважды я тратил по 1000 долларов на стационарные программы бросания курить, пробовал гипноз и другие средства. Да я мог бы проводить семинары по отказу от курения!

Но все эти знания не принесли мне хорошего результата. Эмоции продолжали брать верх. Я выходил из себя и закуривал под влиянием людей, мест и событий.

Я знал, что медленно убиваю себя. От отчаяния я лишь курил ещё больше. Единственное, что мне удавалось — это покупать только по одной пачке, потому что у меня ещё теплилась слабая надежда, что когда-нибудь я всё же смогу остановиться и мне не придётся впустую тратить деньги на целый блок. Много раз я выбрасывал полупустые пачки, но через час-другой возвращался, чтобы удостовериться, что кто-то принял от меня такой "подарок".

Затем я нашёл Анонимных Никотинозависимых и там понял, что означает слоган "отпусти, пусти Бога".

Благодарю Тебя, Боже, что Ты сделал для меня то, что я не мог сделать для себя сам.

Сегодня я познаю истинную жизнь. Испытания не вызывают у меня рефлекторного побуждения закурить, и я могу делиться своим "опытом, силой, надеждой" с теми, кто всё ещё страдает.

17 мая

Если вы действительно стремитесь к результату,
то вы без сомнения достигнете его.
— УИЛЬЯМ ДЖЕЙМС

Яначал курить в возрасте пятнадцати или шестнадцати лет. В те времена не было ничего гламурнее, чем Рита Хейворт, крадущаяся в комнату с сигаретой в длинном мундштуке, и ничего романтичнее Бетт Дейвис, прикуривающей от зажигалки в руке Пола Хенрайда. Я достиг совершенства в выдумывании причин, почему мне необходима сигарета. Курево стало для меня костылём, щитом, продолжением моей личности каждую минуту каждого дня.

С тех пор прошло ещё пятьдесят лет, а я всё ещё оставался зависимым. Я менял марки сигарет, пробовал гипноз, акупунктуру, семинары по прекращению курить, пластыри, таблетки и все другие способы. Но мне ничто не помогало. Я злился на себя, но не терял надежды когда-то найти способ прекратить курить. Мне требовалась волшебная палочка.

Затем я наткнулся на буклет Анонимных Никотинозависимых и позвонил по указанному номеру. Тот звонок перевернул мою жизнь. Я стал ходить на собрания и спустя год начал медленно приближаться ко дню, когда я смог остановиться.

Я никогда не забуду тот вечер: это было 31-е декабря 2000 года, полночь, дикий мороз и я в шапке, шарфе и варежках пытающийся выкурить последнюю сигарету в этом году, стараясь удержать бокал шампанского в другой руке. Внезапно меня пронзило понимание, что я не получал никакого удовольствия от сигарет, а сама ситуация была более чем странной. Наконец-то я смог отложить курение. Теперь я уже на пороге третьей годовщины свободы. Словами не передать как я благодарен Программе и группе, которая помогла мне и поддержала меня в борьбе за свою цель.

Сегодня я действительно счастлив и наслаждаюсь полнотой жизни: чувствами, запахами и всем, что есть.

18 мая

> У любой программы действий есть свои риски и
> издержки. Но они всегда намного меньше, чем
> длинный список рисков и издержек комфортного
> бездействия.
>
> —ДЖОН Ф. КЕННЕДИ

Я употреблял никотин, чтобы почувствовать себя более комфортно. Зависимость всё усложняет и заставляет искать комфорт вместо мужества. У меня были весьма сложные отношения с собой и миром.

В выздоровлении мне требуется идти на разумные риски и выходить из зоны комфорта. Я прошу мудрости отличить то, что я должен принять, от того, что мне следует изменить.

Предпринимать действия бывает нелегко, но со временем вырабатывается навык, и тогда приходит комфорт, в основе которого смелость, а не избегание. Хотя действия—это риск испытать боль или потерпеть поражение, бездействие лишь подпитывает мою потребность обезболить никотином свою тревогу и стыд.

Программа выздоровления предлагает мне систему поддержки и Шаги как руководство к действию. В собственном темпе я покинул зону бездействия и начал жить проактивно.

Сегодня я пребываю в мире и комфорте, потому что я пошёл на риск быть чистым.

19 мая

Любой взрослый нуждается в помощи, тепле,
защите во многом иначе, чем ребёнок, но во
многом и точно так же.

—ЭРИХ ФРОММ

Большинство зависимых от никотина начали употреблять в детстве. Некоторые из нас пытались таким образом ощутить принадлежность к группе сверстников. Курильщиков было легко найти. Горящий пепел заменял тёплые объятия, в облаке дыма ощущалась безопасность, и сигарета становилась опорой.

В детстве мне твердили: "Курение остановит твоё развитие!". Я признаю, что это правда, когда дело касается эмоционального и духовного развития. Курение также лишило меня возможности развить более здоровые стратегии как справляться с проблемами.

Как взрослому человеку мне тоже требуется помощь, тепло и защита. Наше Сообщество стало местом, где обо мне заботятся, где я чувствую принадлежность и могу качественно измениться. По мере того как я работаю по Программе, я учусь более здоровому поведению. Без никотина дыхание становится мощнее и спокойнее, тело крепнет, разум становится более открытым, а дух окрыляет надежда. Выздоравливая, я вырастаю из детского чувства незащищённости и обнаруживаю свои настоящие потребности как взрослый человек.

Сегодня с помощью Двенадцати Шагов и Высшей Силы я учусь заботиться о себе "день за днём".

20 мая

> Сложности должны будоражить, но не лишать
> надежды. Человеческий дух склонен становиться
> сильнее благодаря кризисам.
>
> —УИЛЬЯМ ЭЛЛЕРИ ЧАННИНГ

Духовность — это связь с трансцендентным. Никотин — яд, отравляющий тело и дух. Пока я тонул в клубах дыма, я лишался возможности обрести истинную связь со своей Высшей Силой. Я устранял самого себя, когда использовал никотин как средство побега от реальности.

Как и всё на земле, мы окутаны воздухом и наша жизнь зависит от дыхания. Этот бесценный воздух и есть постоянная и универсальная связь с жизненными силами.

Пока я курил, я отрицал возможность обнаружить настоящую силу веры. Вера не рождается в пачке сигарет или пепельнице полной бычков. Чтобы обрести и почувствовать веру, её следует практиковать.

Сегодня я выбираю двигаться в направлении жизни Духа, как я его понимаю, вместо того чтобы исчезать в облаках смертоносного дыма.

21 мая

Многое теряется из-за недостатка вопросов.
—АНГЛИЙСКАЯ ПОСЛОВИЦА

На протяжении последних двадцати лет курения я хотел бросить, но не бросал. Я был убеждён, что мне уже ничто не поможет. Курение стало моей огромной проблемой. Поскольку я сам засовывал себе в рот сигареты, то только я мог убрать их оттуда. Никакие фокусы и штучки со мной не срабатывали.

Я думал, что мне нужно больше силы воли, но так как этого не случилось, то мои неудачи только провоцировали ещё большее употребление. Даже сами разговоры о том, чтобы задаться целью бросить, выглядели как подготовка к ещё одной неудаче.

Затем я нашёл это Сообщество. После семи месяцев посещения собраний, я был крайне опечален, что до сих пор не мог бросить, хотя у других получалось. Тогда же я впервые со всей серьёзностью преклонил колени перед Высшей Силой, прося о помощи. Сперва мне не понравилось это чувство, но это стало началом истинного пути к смирению и обретению свободы от никотина.

Сегодня я помню, как много я приобрёл, когда признал, что мне требуется помощь от Силы, более могущественной, чем моя собственная.

22 мая

Мы не можем рассчитывать достичь здоровья,
благосостояния или обучиться чему-либо в общем
и целом. Действие всегда чёткое, конкретное и
уникальное.

—ДЖОН ДЕВЕЙ

Преимущество выздоровления по Программе в том, что она постоянно сосредотачивает внимание на конкретных действиях, которые помогли многим другим зависимым. Новые действия затрагивают тело, ум и дух и они необходимы для моего выздоровления от никотиновой зависимости.

Вязкая никотиновая смола приклеивала меня к моим убеждениям и заставляла бездействовать. Чем меньше я занят обдумыванием, тем меньше у меня страха перед движением вперёд. Действия дают мне незамедлительную обратную связь: я сразу же понимаю, что работает для меня, а что нет.

Выздоровление направляет меня просить мужества изменить то, что я могу. Применяя принципы, изложенные в Двенадцати Шагах, я обретаю чёткий, конкретный и уникальный путь, по которому я могу следовать. Эти действия предлагают мне свободу от никотина, а результат этих действий—духовное пробуждение.

Сегодня я буду предпринимать определённые действия для выздоровления, зная, что есть награды, которых я могу достичь.

23 мая

> Держись подальше от людей, которые глумятся
> над твоими устремлениями... Поистине великие
> люди дают тебе почувствовать, что и ты тоже
> можешь стать великим.
>
> —МАРК ТВЕН

Одна из наиболее ценных вещей, которые я получаю на собраниях, это "опыт, сила и надежда" других участников. Цепи, которые раньше сковывали меня, теперь превратились в новые дружеские узы. Мы рассказываем о безумии активного употребления и делимся энтузиазмом новой надежды. Этот общий опыт вдохновляет меня и бодрит в хорошем смысле—не стыдом и придирками, а примером и поддержкой других участников содружества.

В моей жизни есть люди, кто заботится и переживает обо мне, но зачастую они не могут полностью меня понять. Некоторые думали, что их жёсткость может заставить меня бросить курить. Я вырос в зависимой семейной системе, и равновесие этой системы подвергалось угрозе из-за моих попыток измениться и стать лучше. Иногда те, от кого я более всего жду поддержки, менее всего могут мне её оказать. Выздоровление требует мудро выбирать тех, кого брать в свою команду и с кем следовать в направлении моей мечты.

Сегодня я буду стараться увидеть, как я могу дать и получить вдохновение в моем Сообществе и окружить себя поддержкой.

24 мая

> В душе каждого есть место, которое никогда не
> потускнеет.
> —ПИР ВИЛАЙЯТ ИНАЙЯТ ХАН

Собрания—это место, где я прихожу к вере. Я обнаружил, что в глубине моей души, под грудами зависимого стыда и тяги, теплится надежда прожить жизнь без никотина.

У зависимости есть физические, эмоциональные и духовные последствия. Я с таким постоянством повторял нездоровые действия, что мне было трудно даже заявить о том, что у меня есть надежда. Но всё равно я стал следовать слогану "продолжай приходить на собрания" и обрёл место, где моя надежда смогла расти. Я признал, что хочу предотвратить дальнейшее пагубное воздействие табака на моё тело и дух. Я заслуживаю такой жизни, где я мужественно проживаю события, а не шныряю вокруг да около. Внутри меня есть незамутнённое место, где живёт надежда.

Чем больше времени я живу в чистоте, тем более полной грудью дышит моя надежда. Когда я перестал принимать внутрь никотиновую копоть и смолу, это незакоптившееся место начинает проявляться всё отчётливее. Цвет лица стал ярче и жизнь действительно заиграла новыми красками.

Сегодня я выбираю не употреблять никотин и чтить луч надежды, который ярко сияет внутри меня.

25 мая

Когда ты падаешь, не смотри туда, куда ты упал.
Посмотри лучше, почему ты поскользнулся.

—АФРИКАНСКАЯ ПОСЛОВИЦА

Когда мне сложно, когда всё валится из рук, я стараюсь не зацикливаться на этих чувствах. Я хочу знать, что привело меня к внутреннему дисбалансу или ощущению провала. Это даже интересно: поиграть в детектива, поискать отгадки и увидеть полную картину. Разбирая проблему по частям, я могу понять, как же вышло так, что всё это в итоге сошлось воедино. Это понимание помогает мне избегать повторяющихся сложных ситуаций и ошибок в будущем.

Сегодня я буду использовать сложности как возможность исследовать себя и расти.

26 мая

У того, кто верит только в то, что может до конца
понять, либо невероятно огромная голова, либо
крохотный символ веры.

—С.С. КОЛТОН

В этой Программе выздоровления я слышу, что "чудеса
случаются". Будучи новичком, мне нравилась эта идея, но я не
очень-то в неё верил. Как зависимый от никотина, я привык к
моментальным решениям, до которых мог дотянуться рукой. Я не мог
принять возможность того, что было вне зоны досягаемости.

Теперь же, чем дольше я остаюсь чистым, тем яснее я вижу
окружающий мир. Когда дымовая завеса развеялась, я смог созерцать
всю красоту природы. Я нюхаю её, пробую на вкус, дотрагиваюсь до неё.
Я прославляю каждое творение и больше не пытаюсь спрятаться от
этого изумительного явления под названием жизнь.

Первым чудом стало то, что я действительно перестал курить. Но
это было лишь началом моего изумления! Приходя на собрания, я
пришёл к вере и начал ценить такие возможности, которые даже словами
не описать.

---

*Сегодня чудо—это не обязательно что-то, что я могу
потрогать рукой. Я учусь принимать неосязаемые чудеса.*

27 мая

Всё зависит от того, как мы смотрим на вещи, а не
от того, чем они на самом деле являются.
—С.С. ДЖАНГ

Независимо от того, приносит ли день плохие или хорошие вести, светит ли солнце за окном или наступает буря, способность испытать больше "счастливых, радостных и свободных" моментов определяется в основном моим отношением к ситуациям. Именно то, как я воспринимаю события, становится моим личным опытом в настоящий момент и определяет, что я возьму с собой в следующий.

Молитва о душевном покое помогает мне просить мужества изменить то, что я могу. В выздоровлении я уделяю больше внимания тому, какое отношение к происходящему я выбираю, потому что это и есть та часть опыта, которую я могу изменить.

Четвёртый Шаг помогает мне взглянуть на свою реакцию на события в прошлом. Многие модели поведения больше не служат мне хорошую службу, если вообще хоть как-то помогают. Практикуя 10 Шаг, я ценю то, как мои теперешние действия и новое отношение к событиям влияют на мою жизнь.

Я прошу о душевном покое "принимать жизнь на её условиях". На самом деле, важно именно то, какой ответ на события я выбираю. Я сосредотачиваюсь на том, чтобы привести себя в порядок, вместо того чтобы влиять на реальность с помощью никотина.

Сегодня я сам выбираю оттенки, которыми окрашен мой мир.

28 мая

Ты избежишь сотни дней печали, если сохранишь
покой в минуту злости.
—КИТАЙСКАЯ ПОСЛОВИЦА

Чтобы жить без смертоносных последствий курения, мне следует улучшить навыки построения отношений. Это новое испытание для меня—корректно справляться с неизбежными моментами злости на себя или на других. Я хочу выражать чувства, а не размахивать ими словно мечом. Нападки на других ведут к чувству вины и негативному отношению к себе, что впоследствии может взрастить зерно оправдания закуриванию.

Когда я становлюсь более осознанным относительно своего поведения, я начинаю видеть важные моменты выбора. Я ищу мудрости, чтобы знать, когда требуется отпустить, а когда расставить все точки над "и".

Иногда отрицание и раздражение способствовали тому, чтобы я не обращал внимания на последствия своих зависимых действий. Список возмещения ущерба, составленный в Восьмом Шаге, помогает мне признать реальность этих последствий. Я учусь видеть разницу между инфантильной реакцией и зрелым ответом. Я беру ответственность за свою жизнь и использование силы выбора.

Сегодня я выделю время, чтобы обдумать свои принципы и выбрать подходящие ответы на ситуации.

29 мая

Пробуждение наступает тогда, когда человек осознаёт, что движется в никуда, и не знает, куда идти дальше.
—ГЕОРГИЙ ГУРДЖИЕВ

Отчаяние и смятение не бесполезны—из них могут рождаться перемены. Возможно, я никогда не смог бы остановиться, если бы не осознал, что приближаюсь к критической отметке. Боль—это совсем не плохо, если только я не сопротивляюсь той вести, которую она несёт. Мне пришлось окончательно заблудиться, чтобы смочь сдаться в достаточной степени и признать, что мне необходимо остановиться, скорректировать направление движения и попросить о помощи.

В Двенадцатом Шаге говорится о духовном пробуждении в результате этих Шагов. Зачастую тот самый момент, когда отчаяние и смятение захлёстывают мой статус кво,—это и есть точка, с которой начинаются перемены. Я могу измениться только тогда, когда оставить всё как есть приносит больше боли, чем грядущие перемены.

До выздоровления моим способом решить проблемы было выкурить побольше сигарет. Теперь же я могу делать более здоровый выбор. С помощью Силы, более могущественной, чем моя собственная, я двигаюсь вперёд и обретаю новый путь.

Сегодня, если я замечаю, что мой путь ведёт в никуда, я могу помолиться о мужестве распахнуть дверь с табличкой "перемены".

30 мая

Иные весь лес пройдут насквозь, так и не найдя
дров.
— АНГЛИЙСКАЯ ПОСЛОВИЦА

Вокруг меня было так много вдохновения, но, погружённый в облако дыма, я не мог его разглядеть. Я не был в состоянии поддерживать истинный, значимый контакт с другими людьми, с красотой природы и с Высшей Силой. Я был связан по рукам и ногам, остановился в развитии и стал настолько зациклен на себе, что совсем не мог заметить всё то, что предлагала мне жизнь.

Работая по Программе, я получаю доступ к ресурсам. "Опыт, сила и надежда" Сообщества дают мне понимание и поддержку. Пламя от этих дров даёт мне необходимое количество тепла и света.

Выздоравливая, я вижу ценность даже в моей зависимости. Тяга побуждает меня использовать инструменты Программы и может служить сигналом о том, что мне следует позаботиться о себе. И даже дебри зависимости могут быть использованы, чтобы пролить свет на то, что требует моего внимания.

---

*Сегодня я открою глаза с новой ясностью и осознаю ценность
того, что меня окружает.*

31 мая

> Мастерство состоит в том, чтобы никогда не
> поддаваться жалости к себе.
>
> — ПИР ВИЛАЙЯТ ИНАЯТ ХАН

Бывало так, что жалость к себе была единственным чувством, которое я мог испытать в близком контакте с самим собой. А жалость к себе разжигает никотиновую апатию и предоставляет целый ряд оправданий отравлению себя ядом.

В выздоровлении я могу по-новому поступать с радио в голове. Если я включаю в беседу голос Высшей Силы, то у меня появляются новое здравомыслие и надежда. Ну а если всё, что я слышу—это лишь мой собственный голос, то у меня все шансы включить привычные модели самооправдания, впасть в жалость к себе и в итоге употребить никотин.

Работая по Восьмому Шагу, я учитываю всех, на кого повлияло такое поведение. Десятый Шаг помогает мне не терять бдительность и замечать, если я начинаю играть роль жертвы.

Жалость к себе—фальшивая сублимация заботы, предлагающая бездействие. Как и никотин, она могла принести кратковременное облегчение, но никогда не могла по-настоящему удовлетворить мои потребности.

Сегодня я выбираю не быть жертвой по собственному сценарию,
а молиться об избавлении от саможалости, чтобы
практиковать любовь к себе.

1 июня

Три вещи никак не скроешь: Солнце, Луну и
истину.
—КОНФУЦИЙ

Одна из сильных сторон этой Программы выздоровления — это то,
что что в ней никто никому не указывает, как ему следует
поступать. Мы ищем и предлагаем друг другу понимание и
поддержку. На собраниях мы можем брать то, что нам нужно, и
оставлять всё остальное.

С помощью спонсора и Высшей Силы каждый из нас делает свой
выбор и принимает все риски на себя. Мы берём ответственность только
за свою жизнь. Мы смотрим, слушаем и обращаем внимание на примеры
здорового поведения. Идентификация участников с опытом других
приветствуется, а осуждению и сравнению себя с другими нет места на
собраниях. Каждый из нас идёт собственным путём и не поддается
искушению объяснять другим участникам, как они должны поступать.

Моё выздоровление очень личный процесс, и лучше им делиться,
чем рекламировать его.

---

*Сегодня я сфокусируюсь на себе и позволю другим выбирать их
собственный путь.*

2 июня

Думай не о том, что твоя страна может сделать
для тебя, а о том, что ты можешь сделать для
своей страны.
—ДЖОН Ф. КЕННЕДИ

Служение в Анонимных Никотинозависимых — это инструмент выздоровления. Те, кто занимается служением, больше не пребывают в роли жертвы. Сообщество живёт за счёт того, что есть люди, готовые предложить свою помощь в служении. Выздоровление основывается на том, что Сообщество служит нам. Мы работаем над тем, чтобы восстановиться от последствий смертельно опасной болезни. Что может быть лучше, чем ухаживать за садом, который питает тебя?

Служение — это способ возместить ущерб миру в целом. Зависимость ослабила и сломала наши социальные навыки. Каждый выздоравливающий человек делает свой вклад в оздоровление общества. Мы как общество растём за счёт каждого, кто начинает выздоравливать.

Работая по Двенадцатому Шагу, мы "несём весть" Анонимных Никотинозависимых тем, кто употребляет никотин. Активно участвуя в делах нашего Сообщества, мы вряд ли будем чувствовать себя одинокими. Мы больше фокусируемся на том, чего мы достигли, чем на том, от чего пришлось отказаться. Служение Сообществу, которое нас объединяет, помогает обрести источник силы вместо того, чтобы пребывать в изоляции и одиночестве.

Сегодня я найду способ служить другим.

3 июня

> Часть целого никогда не будет в порядке, если
> целое не в порядке.
>
> —ПЛАТОН

Никотин был моим первым наркотиком, к которому я пристрастился, и последним, который я перестал употреблять. Я думал, что отказаться от других наркотических пристрастий было трудно, но самым трудным оказалось перестать употреблять никотин. Я научился работать по Шагам в другой Программе, но мне потребовался огромный скачок веры, чтобы обрести готовность жить без никотина.

Мне требовалось Сообщество, которое фокусирует внимание именно на проблеме употребления никотина. Даже научные исследования доказали, что никотин—одно из самых сильных наркотических веществ.

Мне было очень непросто заменить никотин на заботу Высшей Силы. Когда я поистине признал, что я не могу в одиночку контролировать употребление никотина, у меня начало получаться просить о помощи. Когда я стал готов получить заботу моей Высшей Силы, страхи, которые держали меня в тисках сопротивления, стали уменьшаться. А затем жизнь без никотина стала возможной и для меня. Решением стало перепоручить моё больное тело и ум духовному попечению.

Сегодня я замечаю признаки того, что сопротивляюсь идее перепоручить свою волю и жизнь, и если мне не удаётся сразу же отпустить контроль, то я молюсь о готовности.

4 июня

Я не потерпел неудачу. Я просто нашел десять
тысяч способов, которые не работают.

—ТОМАС АЛЬВА ЭДИСОН

Употребление никотина держало меня в кругу безнадёжности.
Что бы я ни придумал и ни сделал, я не мог выбраться из этого
болота отчаяния.

И всё же, слушая на собраниях, как другие надеются и действуют в
соответствии с этой надеждой, мне захотелось назначить дату бросания.
Мне пришлось изрядно побороться с сомнениями и
откладыванием—этими двумя матёрыми суперагентами злодея по имени
Зависимость.

Выбирая дату и готовясь к ней, я будто выбросил спасательный
трос. Это было попыткой зацепиться за что-то крепкое, чтобы вытянуть
себя из зыбучих песков. Когда случилось так, что я не смог остаться
чистым в назначенный день, я поискал причины неудачи, свернул свой
спасательный трос, выбрал другую дату и выбросил его заново.

Нет неудач, есть только попытки, и это бесценный опыт. Голос
зависимости в моей голове осыпа́л меня унижениями: он не хотел, чтобы
я вырвался на свободу. Но я узнал, что я могу замечать этот голос, не
повинуясь ему. Когда же я наконец обрёл свободу, то обнаружил, что
весь этот шум вообще ничего не значил и не заслуживал моего внимания.

*Сегодня я буду подобен пауку: если будет нужно, я раскину новую
сеть, чтобы поймать в неё свою мечту.*

5 июня

> Я молилась, чтобы ушла одержимость никотином,
> потом добавила: "Господи, пожалуйста, сделай
> так, чтобы для слабой зависимой это
> осуществилось легко".
>
> —ЧЛЕН СООБЩЕСТВА АНОНИМНЫЕ НИКОТИНОЗАВИСИМЫЕ

Когда я услышал эту молитву, я был в замешательстве. Можно ли о таком просить? Я наблюдал неделя за неделей, как для нее это работало. Эта просьба помогла ей бросить после 35 лет проведенных в оковах никотина. Ее пример позволил мне увидеть ожидания и ограничения, которые я создал и навязал себе.

Предполагается, что отказ от курения должен быть невыносимым? Могла ли быть сила в такой молитве? После того как я в течение многих месяцев наблюдал за тем, что с ней происходило и ее продвижение вперед, как я мог сомневаться в этом?

Проработав 4 Шаг с такой позиции, я увидел свой вклад. Если процесс отказа от курения был не таким, как я полагал, может быть, я мог бросить много лет назад. Я открыл также, что это мой стыд полагал, что бросание не должно быть легким.

Теперь я вижу, что мне было более важно быть правым, чем свободным. "Работа по Шагам" показывает мне, что могут появится новые возможности, когда я готов отложить гордыню и стыд.

Сегодня я принимаю, что борьба может стать легче, если я готов сбросить старые одежды.

6 июня

Кивать головой — не веслами в лодке грести.
—ИРЛАНДСКАЯ ПОСЛОВИЦА

Выздоровление требует большего, чем вялые попытки и телодвижения, чтобы перебраться через мутные воды. Если в прошлом я давал только пустые обещания, слова были едва ли не единственным местом, где могли спрятаться мои оправдания. Как никотиновый зависимый я жульничал, напускал дым. Курение позволяло мне выглядеть так, как будто я занят, хотя это было просто бахвальство.

Поддержание выздоровления требует большего, чем просто согласится с тем, что я должен или обязан что-то делать. Выздоровление требует моего искреннего участия. Искренность приносит силу. Если я хочу попасть в другое место, я должен грести веслами и делать свою работу.

Сегодня я благодарен, что Программа выздоровления ставит мне задачи, которые нужно сделать, задачи с целью.

7 июня

Если человек, с которым вы разговариваете,
кажется, вас не слышит, будьте терпеливы.
Может быть, просто маленький кусочек пуха в
его ухе.

— "ВИННИ-ПУХ", АЛАН МИЛН

Как и у многих других новичков у меня не было особого желания сидеть в течение часа на собрании с посторонними людьми и не курить. Мне было стыдно признаться, что я не смог бросить сам. Понадобилось время, чтобы увидеть, что члены Сообщества предлагают понимание, а не критикуют.

У меня сложились доверительные отношения в группах или с Силой более могущественной, чем моя собственная. Поскольку я употреблял никотин, чтобы получить больше контроля над моей жизнью, а не капитулировать перед ней, реальность, в которой я должен был фактически оставить своего лучшего друга, была очень пугающей. Любой вид дискомфорта всегда был оправданием для того, чтобы употребить.

Однако, поскольку я продолжал посещать собрания, я обрел надежду. Чем больше свидетельств надежды было вокруг меня, тем больше мне хотелось обменять хорошо знакомое мне отчаяние на эту надежду. Во Втором Шаге я пришел к вере. С течением времени я полюбил ходить на собрания. Приняв свой первоначальный дискомфорт, я нашел, что мне действительно нравится ходить на собрания.

Сегодня я принимаю, что пройдя по мостику дискомфорта, я
могу прийти в новое радостное место.

8 июня

Любовь к определенности—это требование
гарантий прежде действий.
—ДЖОН ДЬЮИ

Я употреблял никотин в попытке контролировать свои
эмоциональные реакции на неожиданные ситуации, с которыми я
сталкивался. Меня слишком подавляла тревога от
надвигающейся неопределенности. Я рефлекторно закуривал свои
чувства вместо того, чтобы довериться происходящему процессу, я
искал безопасность, а никотин давал гарантию, что я получу ее
мгновенно.

То, что я возложил на идею бросить курить—я хотел гарантий, что
не потерплю неудачу,—стало препятствием. Поскольку я курил
открыто, мои друзья и семья знали бы о том, что я бросаю, поэтому и
мой провал стал бы известен всем. А я испытывал много стыда, что не
могу остановиться, и не хотел опозориться еще больше, если
облажаюсь. Смирившись, я получил странный покой от того
неоспоримого факта, что могу потерпеть неудачу.

Я страстно желал беспроигрышного варианта и продолжал курить.
Результатом было то, что я ничего не делал и, таким образом, мне не на
что было надеяться. Я не мог даже попросить о душевном покое и
мужестве, которые могли изменить мою жизнь.

*Сегодня я прихожу к пониманию, что не могу наверняка
контролировать каждый результат. Я могу с доверием сделать
действие, вдохнуть в него надежду и найти мир, к которому я
стремился в течение многих лет.*

9 июня

Самая долгая работа та, которую не решаешься
начать.

—ШАРЛЬ БОДЛЕР

Однажды цель освободиться от никотина показалась слишком далекой для достижения и слишком трудной, чтобы ее сохранить. Я ныл: "Что толку, это очень тяжело". Оправдывал свое бездействие: "Не сегодня, я подожду до тех пор пока ... " Откладывание дела со дня на день может сделать процесс ожидания вечным.

Практикуя принципы Программы, я обнаружил, что могу справляться с проблемами лучше, когда не потворствую себе рассуждая о том, какой большой или долгой может быть задача. Вместо этого моя цель просто двигаться вперёд, даже если это только маленький шажок навстречу следующему моменту. Фокусируясь на настоящем, я просто "делаю следующий правильный шаг".

Каждый раз, когда я продвигаюсь вперед в чем-либо, я становлюсь храбрее для будущих достижений. По принципу инерции движение имеет тенденцию стремиться туда, куда его направляют.

Сегодня, возможно, я не способен одним махом одолеть всю дистанцию, но я могу сделать один шаг, искать «прогресс, а не совершенство».

10 июня

В мире нет более прекрасной музыки, чем
доносящийся до нас звон колоколов на лоне
природы.
—ЛЛЕВЕЛИН ПОУИС

Мне очень нравилась честность, которую слышал на собраниях. Я ассоциировал себя с другими и находил надежду в их борьбе и их силе. Не было тех, кто осуждал бы меня. Они не подталкивали и не подгоняли. И хотя никогда прежде я не слышал эту музыку, я тянулся к этой сладкой капитуляции—так они это называли.

Мне приходилось проезжать приличное расстояние, чтобы попасть на собрание, но "опыт, сила и надежда", которые предлагали товарищи по Сообществу стоили этих усилий. Где-то идут или начинаются собрания. Нужда в них взывает по всей земле.

Буду ли я взаимодействовать с другими или раздавать флаеры, 12-й шаг просит меня донести послание, помочь тем, кто ищет свободу от никотина, узнать, что это работает.

Сегодня я хочу быть частью той музыки, которая несёт надежду тем, кто ищет выздоровления.

11 июня

Если у вас горечь в сердце, сахар во рту не
поможет.
—ЕВРЕЙСКАЯ ПОСЛОВИЦА

Никотин может закупорить мою злость, но это создаст
благодатную почву для горечи и негодования. А это угроза для
моего выздоровления.

Горечь может иметь глубокие корни. Четвёртый Шаг через Девятый
нужен для того, чтобы обнаружить это, признать, попросить избавить от
этого и изменить к лучшему. Горечь и негодование—это не те вещи, от
которых можно избавиться одним ударом. Я обычно нуждаюсь в том,
чтобы опуститься на колени.

Шансы оставаться чистым от табачных токсинов улучшаются, когда
я остаюсь чистым от эмоциональных ядов. Шаги—это руководство для
чистой жизни. Для более полного наслаждения плодами выздоровления я
нуждаюсь в работе по Шестому шагу, чтобы полностью подготовить
себя к тому, чтобы избавиться от горечи. Делая это, я могу двигаться
дальше по жизни с лёгким сердцем. Я хочу создать пространство для
любви, в которой нуждаюсь, чтобы исцелиться.

---

*Сегодня я буду делать Шаги, чтобы оставаться чистым, и так я
смогу ощутить истинное удовольствие от жизни и любовь.*

12 июня

"Ух, какой чудесный денёк!"

—УЧАСТНИК АНОНИМНЫХ НИКОТИНОЗАВИСИМЫХ

После первых, довольно тяжёлых, дней отвыкания я начал переживать моменты удивительного наслаждения. Приходит новый день, мои лёгкие очищаются, чувства оживают, и мне остаётся лишь восклицать: "Ух, какой чудесный денёк!". Без смертоносных последствий вдыхания токсичного дыма, чем я занимался всю свою жизнь, моё тело начинает заново открывать для себя удовольствия от ароматов и запахов. Во взрослом возрасте я никогда не испытывал их, особенно если запах слабый. Оздоровление чувств ощущалось как день рождения в детстве с кучей новых игрушек.

Ко мне вернулось здравомыслие. Отвыкание поначалу было трудным, но со временем я испытал новую ясность. Стыд исчез. Я чувствую себя намного лучше и могу встречать каждое утро фразой: "Ух, какой чудесный денёк!".

Чем дольше я остаюсь свободным от никотина, тем больше в моей жизни воодушевления и ощущения праздника. Я давно не чувствовал себя так хорошо—я имею в виду, по-настоящему, действительно хорошо.

Сегодня я возвращаюсь к своим чувствам и испытываю все удовольствия в жизни.

13 июня

Одними разговорами рис не сваришь.
—КИТАЙСКАЯ ПОГОВОРКА

В беседах есть как положительные, так и отрицательные аспекты. Честно выражать свои чувства прекрасно. Разговор по душам может помочь выйти из изоляции, в которой я прячусь, и стать ближе к себе и другим. Высказываясь на собраниях, я поддерживаю своё выздоровление. Разговор одно из моих лекарств.

Тем не менее одних лишь разговоров недостаточно, чтобы работа была сделана. В активной зависимости моё манерное поведение помогало мне выглядеть занятой, казаться вовлечённой, когда на самом деле это было не так. Иногда разговор может быть своего рода дымовой завесой, за которой я прячусь. Своим поведением я имела обыкновение одурачивать других и себя.

Для меня очень ценно быть бдительной. Я тщательно слежу за тем, чтобы все мои действия и слова были абсолютно честными.

Сегодня я буду внимательной, чтобы не прятаться за словами и обращать внимание на то, что мои поступки говорят обо мне. ·

14 июня

Хвастовство не является смелостью.

—АФРИКАНСКАЯ ПОГОВОРКА

Табачные изделия могут быть использованы для того, чтобы производить впечатление. Когда я курил, то мог выпустить огромный клуб дыма, чтобы демонстративно выразить эмоции. Выплёвывание табачных стружек также было своего рода заявлением о себе. В любом случае это вовсе не означало, что я был сильным и смелым. Я скорее использовал эту привычку, чтобы скрыть недостаток уверенности в себе.

Я имел обыкновение бахвалиться. Ха, да меня не напугать такими болезнями как рак или эмфизема! Ложная бравада заставляла меня надеяться, что я смогу выпендриваться и в девяносто лет, приговаривая «вот видишь, я же говорил».

Как только мой разум освободился от никотина, я начал осознавать, сколь многим я рисковал ради ничтожно малого. Выздоровление предлагает мне более стоящие достижения, которые приносят истинное удовлетворение.

Сегодня я живу без никотина, но не кичусь этим.

15 июня

Наши физические тела обладают мудростью,
которой так не хватает нам, обитателям этих тел.
Мы отдаём нашим телам совершенно нелепые
указания.

—ГЕНРИ МИЛЛЕР

Мой организм отчаянно сопротивлялся употреблению никотина. Пока я находился в отрицании, органы моего тела прекрасно знали, что в них поступает яд. Они отчаянно боролись, чтобы вычистить ту гадость, которую я продолжал в них запихивать. Удивительная способность моего тела выдерживать это ужасное обращение с ним позволяло мне продолжать разрушающее поведение, но она же и обнадёживала.

Когда я прекратил употреблять никотин, моё сознание и тело обнаружили, что ко мне стало возвращаться здравомыслие, и начали восстанавливаться. Ко мне вернулась жизнеспособность. Я добавил своё тело в список Восьмого Шага и возмещал ему ущерб путём соответствующих спортивных упражнений, качественной едой и достаточным отдыхом.

Теперь я могу в большей мере ощущать мудрость моего тела. Оно больше не истребляется в безумной борьбе с саморазрушением. Я отчётливее ощущаю "голод, злость, одиночество и усталость". Моё интуитивное чутьё становится тоньше, когда внутренний взор открыт.

Сегодня я буду уважать знание, которым обладает моё тело, и прислушиваться к нему, когда оно говорит.

16 июня

Книга—карманный огород.
—КИТАЙСКАЯ ПОСЛОВИЦА

Чтение Программной литературы является одним из инструментов выздоровления. Со страниц книг я получаю "опыт, силу и надежду".

Для меня как выздоравливающего от зависимости, книга—прекрасный способ провести время в тишине. Мне нужно было найти способы быть в спокойствии наедине с собой, когда я не занят рутинными делами. Полистать книгу, вместо того чтобы курить,—замечательное времяпрепровождение.

Чтение литературы даёт неограниченные возможности для того, чтобы расширить границы знаний и человеколюбия.

Теперь, в свободе от дел, связанных с зависимостью, у меня есть больше времени для себя. Чтение может быть здоровым способом провести часть сэкономленного времени.

Сегодня я выделю время, чтобы прочитать что-то в своём собственном темпе, по одной страничке за раз.

17 июня

Перечитывая классику, мы не начинаем видеть в
книге больше, чем видели раньше, мы видим в
себе то, чего в нас раньше не было.
—КЛИФТОН ФАДИМАН

Важно продолжать копать глубже. Ежедневно я подтверждаю своё намерение продолжать тщательную личную инвентаризацию. Отделяя камни от бриллиантов, я обогащаюсь. Программная литература—один из моих инструментов выздоровления. Словно лопата, она помогает мне обнаружить то, что скрыто внутри. Как книга содержит множество листов, так и моя душа многослойна.

В каждый отдельный день моё настроение влияет на то, как я трактую события и факты. Хотя слова не меняют своего значения, я меняю свою точку зрения.

Как и многие курильщики, годами я зарывал себя под многочисленными слоями никотина. Сегодня я ежедневно работаю по Программе, не только ради преимуществ, которые меня ждут впереди, но и из-за того, что уже осталось позади. Как выздоравливающий зависимый, я подобен археологу. Я ищу свои артефакты. По какой причине я развил эту зависимость? Что было похоронено под нечувствительностью? Какие положительные качества характера я игнорировал? Под наростами стыда я обнаруживаю потрясающие глубины.

Сегодня я пересмотрю Шаги, которые уже сделал, чтобы не упустить ничего из того, что должно быть исследовано.

18 июня

Поистине, одна из худших форм душевных
страданий человека — это скука, незнание, что
делать с собой и со своей жизнью.

— ЭРИХ ФРОММ

Хитрыми ловушками для меня, как и для некоторых других
курильщиков, являются паузы, перерывы между делами, когда
мне скучно. Иногда они ощущались как убийственно долгие,
хотя на самом деле длились всего несколько секунд. Мои непростые
отношения с самим собой толкали меня заполнять пустоту. Я получал
облегчение от тревоги, когда совершал знакомые табачные ритуалы.

Во время пауз мой внутренний диалог звучал громче, реальность
моего зависимого поведения становилась более явной. Иногда
подступающий момент истины пугал меня до такой степени, что я тут же
совал в рот отупляющую палочку, чтобы заглушить голос правды. Мне и
сейчас порой бывает сложно быть в близких отношениях с самим собой
и другими.

Помимо этого, есть также аспекты самой зависимости, которые
создают скуку. Если вкратце описать употребление табака, то я бы
назвал его вонючим, дымным, удушающим, отупляющим, изолирующим
и ограничивающим занятием. Оно постоянно душит. Скука
увеличивается, когда я никуда не двигаюсь. Скука приводит к скуке. Как
скучно.

---

*Сегодня я буду использовать медитацию, как я её понимаю,
вместо того чтобы избавляться от чувств. Таким способом я
смогу привнести мир в свои паузы и вдохновение в свои действия.*

19 июня

> Любые перемены, даже если они к лучшему,
> всегда связаны с откатами и дискомфортом.
> —АРНОЛЬД БЕННЕТТ

Это честная Программа. Скажу как есть: когда у меня тяга и я выбираю не употреблять, мне бывает трудно. С этими физическими и эмоциональными ощущениями сложно совладать. Тем не менее, в общем и целом всё было не настолько плохо, как я предполагал.

В вопросе дискомфорта, многое зависит от принятия тяги. Я не протяну долго, если возьмусь биться с тягой или отрицать её. Никотин заставлял моё тело жаждать ещё больше никотина, и мой ум стал одержим этим. Таковы факты.

Когда я принимаю этот кратковременный дискомфорт в обмен на долговременные преимущества, я нахожу себя на пороге перемен. Когда я действительно принимаю реальность, я могу прекратить бороться и сопротивляться изменениям. Капитуляция позволяет мне соединиться с настоящей энергией, и с её помощью я могу выбрать не употреблять.

Сегодня я принимаю, что даже положительные изменения влекут за собой неприятные моменты, и они пройдут вне зависимости от того употреблю я никотин или нет.

20 июня

Компетенция знаний—говорить, привилегия
мудрости—слушать.
—ОЛИВЕР ВЕНДЕЛЛ ХОЛМС

Когда я был новичком, мне следовало взвесить, может ли эта Программа быть для меня полезной. Некоторые фразы казались странными. Меня раздражало частое упоминание Бога и Высшей Силы. Давайте смотреть на вещи реально. Многие люди просто бросают употреблять никотин "на сухую" и всё. Как религия может помочь в этом? Меня удивляло, что вы не ожидали исцеления за два-три собрания. Некоторые из вас ходили на собрания годами.

Вы тепло приветствовали меня. Кроме того, вы воодушевили меня поделиться своими мыслями и не осуждали меня за то, что я говорил. Некоторые из вас пообщались со мной лично, чтобы уделить отдельное внимание моим вопросам и трудностям. Я помню своё первое собрание, и как я был ошарашен оказанным мне вниманием. Вы дали мне несколько книжек, за что я был очень признателен. Вы рекомендовали мне посетить шесть собраний, прежде чем принимать решение о том, подходят ли мне Анонимные Никотинозависимые. Я был готов прийти шесть раз, но не рассчитывал оставаться на годы.

Вы уверяли меня, что Анонимные Никотинозависимые—это не религиозная Программа. Вы говорили, что убедились в том, что никотиновая зависимость повлияла на вас эмоционально, физически и духовно. Я обнаружил, что моё выздоровление действительно зависит от исцеления и роста во всех трёх измерениях. Вы уверяли меня, что я могу трактовать духовный рост и Высшую Силу так, как подходит лично для меня. Каким облегчением было узнать, что я не должен делать всё это в одиночку. Вы сказали мне, что я могу положиться на группу и считать её своей Высшей Силой.

Сегодня я обращусь к Богу, как я Его понимаю, или буду использовать опыт группы для помощи в выздоровлении.

21 июня

Сомневаешься в себе — сомневаешься во всём
вокруг. Судишь себя — видишь в каждом судью.
Но если ты слушаешь звук собственного голоса,
ты можешь воспарить над сомнениями и
суждениями. И узреть вечность.

—НЭНСИ КЕРРИГАН

Раньше я верила, что курение выглядит гламурно и привлекательно. Я верила, что курильщики — это молодые, здоровые юноши и девушки, живущие полной жизнью. Я верила, что табак делает меня обольстительной. Я воспринимала сигарету в качестве модного аксессуара. Она выражала непокорность, трезвость, утончённость и зрелость. Я позволяла сигарете определять, кем я являлась.

Что я на самом деле делала, так это поглощала яд. Именно это составляло реальность моей зависимости. Какой бы образ я ни создавала себе употреблением табака — позитивный или негативный, — это было лишь мерзкой зависимостью и ничем больше.

Анонимные Никотинозависимые помогли мне разглядеть в этой лжи правду о моей зависимости. Сегодня я недоумеваю, как я могла верить во все эти образы.

Сегодня я преодолею границы своих суждений, забуду о прошлом и сконцентрируюсь на сегодняшнем дне.

22 июня

> Мне очень грустно видеть, как у других
> действительно получается что-то сделать, а я
> достигаю столь малого. Я не понимаю, как они это
> делают.
>
> —КАРЛА БАРТОН

Яредко чувствую, что мои поступки действительно меняют что-то в мире. Почему я обесцениваю свои достижения, сравнивая себя с другими не в свою пользу? В ловушке отчаяния своей никотиновой зависимости, я не решался заглянуть глубже и определить, кем я являюсь на самом деле. Я чувствовал себя незначительным.

Во время медитации сегодня утром я сосредоточился на рисовании одуванчиков. Я осознал, что для корней естественно уходить глубоко в почву, для листьев—впитывать солнечный свет, для цветка—производить семена в форме шарика, для почвы—принимать воду и нутриенты, для ветра—дуть. Эти простые процессы год за годом производят устойчивые к холодам растения. Чтобы получить необычное растение, всё что требуется—это изменить один из этих элементов.

Солнечный свет не может заменить дождь, а дождь не может компенсировать недостаток солнечного света. Успех не означает, что я принуждаю себя достичь того, для чего у меня недостаёт таланта или навыка. Мне лишь следует сосредоточиться и делать всё что в моих силах в этот момент, вне зависимости от того, что я мог бы сделать в любой другой день.

По мере того как я учусь ценить самого себя, я могу принимать других такими, какие они есть. Я не был задуман стать одуванчиком, одуванчик не должен быть горой. Все и всё задуманы именно такими, какими их создал Бог.

Сегодня я помню: всё, что я из себя представляю и кто я есть, в точности соответствует Божественному плану моей жизни.

23 июня

Не ныряйте в прошлое, не фантазируйте о
будущем—концентрируйте ум только на
настоящем моменте.

—БУДДА

Я жил в ожидании следующей затяжки никотином: после обеда, после работы, после визита к доктору и так далее. Сама мысль о том, чтобы провести долгое время без ожидания того, что будет впереди, вгоняла меня в тоску. Поэтому слоганы "только сегодня" и "по одному дню за раз" были очень действенными для меня. Вскоре я нашёл другие небольшие, но здоровые удовольствия, и стал ожидать их.

Сегодня я буду помнить, что не смогу пережить отвыкание от никотина, употребляя никотин.

24 июня

В успехе нет ничего сложного: нужно просто
делать правильные вещи правильным образом и в
правильное время.
— АРНОЛЬД Г. ГЛАЗОВ

Я рад и благодарен не употреблять никотин, потому что:
я более счастлив;
у меня больше свободы;
мне не нужно платить по 15 долларов в день за пачку;
мне не нужно платить по 160 долларов за лекарства от синусита;
никотин не владеет мной;
я могу находиться в свободных от курения местах, не переживая о том, когда я снова смогу покурить;
я с нетерпением жду своего некурения;
я могу жить "по одному дню за раз" с Божьей благодатью.

*Сегодня я буду концентрироваться на всём том, за то я
благодарен.*

25 июня

Возложи на Господа заботы твои, и Он поддержит
тебя. Никогда не даст Он поколебаться
праведнику.
— БИБЛИЯ

Кого я выбираю в компаньоны: Бога или никотин? Когда я
употребляю никотин, у меня не остаётся места в жизни для
Высшей Силы.

Я был полностью поглощён мыслями о никотине, он был самым
главным приоритетом в моей жизни. Бывало, что я весь день только
этим и занимался: просто сидел или расхаживал по комнате из стороны в
сторону, кормя свою зависимость.

Я хочу быть ближе к Богу и оставлять в жизни место для Него. Это
очень неправильно — ставить никотин на место настоящей Высшей
Силы.

Двенадцать Шагов учат меня сосредотачивать внимание на работе
над собой и над тем, чтобы приблизиться к Богу. Я хочу, чтобы моей
Высшей Силой был Бог, а не никотин. Я препоручаю Ему свою
зависимость, и таким образом могу оставаться в воздержании. Моя
Высшая Сила может сделать для меня то, что я не могу сделать для себя
сам.

Сегодня я выбираю Бога в свои компаньоны.

26 июня

Один из самых прекрасных даров жизни то, что ни
один человек не может искренне пытаться помочь
другому, не помогая при этом самому себе.
—РАЛЬФ ВАЛЬДО ЭМЕРСОН

Когда я потерял своего лучшего друга—никотин, я ощутил себя в изоляции. Одиночество обуревало меня всякий раз, когда кончались мои запасы сигарет, хотя в реальности я никогда не бывал одиноким.

Сегодня я не одинок. Я принял решение отпустить идею о том, что никотин когда-либо помогал мне, и все негативные чувства, связанные с этим. На самом-то деле никотин давал мне лишь фальшивое ощущение безопасности и комфорта.

Помогая себе, я расчищаю путь сквозь чащу своих негативных эмоций, чтобы обрести способность помогать другим. Помощь другим даёт мне возможность работать по Двенадцатому Шагу и принимать участие в радости бытия. Я вижу эту радость в каждом участнике Анонимных Никотинозависимых, который делится своим опытом и переживаниями с другими. Отпуская себя, я выполняют работу по Двенадцатому Шагу.

Сегодня я благодарен за годы, которые Анонимные Никотинозависимые прибавили к моей жизни, и за мою жизнь в эти годы.

27 июня

Действия—это фундаментальный ключ к успеху.
—ПАБЛО ПИКАССО.

Много раз, даже после того как я бросил, мне снилось, что я употребляю никотин. Сюжет всегда был одним и тем же: я продолжал употреблять и при этом старался объяснить это таким образом, чтобы не терять своего срока чистоты.

Я обманывал себя, но потом всё равно признавал, что мне нужно обнулить своё время воздержания, а главное—свой день. Во сне я знаю, что моим единственным решением является принятие. После пробуждения я всегда с облегчением осознаю, что не вернулся к активному употреблению. Только через принятие и позитивные действия моя ситуация изменилась. Пока я работаю над поддержанием своего состояния, у меня нет тяги—ни во сне, ни наяву.

Сегодня я сфокусируюсь только на сегодняшнем дне. Что будет завтра не имеет значения.

28 июня

Взбираться по лестнице успеха лучше всего по
ступеням возможностей.
— АЙН РЭНД.

Когда с моей эмоциональной жизни был сдёрнут никотиновый
покров, мне пришлось обратить внимание на свои чувства и
научиться обращаться с ними. Если я не научусь тщательно
выбирать способ реакции на эмоциональные потрясения, однажды они
могут послужить поводом снова употребить никотин.

Чтобы избежать срыва, важно посещать собрания регулярно. Там я
вспоминаю о том, какой была моя жизнь, когда я употреблял никотин.
Мне также нужно говорить о том, какова моя жизнь сейчас, чтобы
напомнить себе, почему я выбираю не употреблять никотин сегодня.

Когда я вижу разницу между тем, какой была моя жизнь раньше и
какой она стала сейчас, во мне пробуждается благодарность к моей
Высшей Силе за то, что она высвободила меня из ужасных оков
никотиновой зависимости. Моя Высшая Сила сделала для меня то, что я
не мог сделать для себя сам. Никаких слов не хватит, чтобы выразить
ощущение свободы без никотина.

*Сегодня я сравниваю мою жизнь до и после обретения свободы
от никотина, и благодарю за помощь свою Высшую Силу.*

29 июня

Опыт рождает трезвые суждения, а нетрезвые
суждения приводят к обретению опыта.
—РИТА МЭЙ БРАУН

Каждый раз, когда я подкармливал свою никотиновую
зависимость, это не приносило мне удовольствия, поскольку для
зависимого удовольствие состоит лишь в снятии дискомфорта.
Воздержание от никотина приносит лишь временный дискомфорт,
который длится недолго, а употребление приносит дискомфорт
постоянный.

Мне следовало честно признаться: я хочу употребить никотин. Это
правда. Тем не менее, у меня был выбор, делать это или нет. У меня
всегда был выбор—продолжать ли делать то, что я делаю. Я могу
выбрать плыть по течению никотиновой зависимости или же, только в
этот момент, встать на тропу свободы от никотина. Находясь на
перепутье, я выбираю эту дорогу. Пусть она мне и не знакома, но она
ведёт к свободе.

Когда я совершаю выбор, дело вовсе не в силе воле. Это просто
выбор—действие, которое совершается прямо сейчас, в этот момент.
Выберу ли я употребить никотин или обрести свободу?

*Сегодня я буду помнить, что синдром отмены—это ощущение,
которое я испытываю, в то время как мои тело и душа
исцеляются.*

30 июня

Победа над страхом—начало мудрости.

—БЕРТРАН РАССЕЛ

Распорядок дня на сегодня: спокойно сидеть, отдыхать, избегать боли. Оковы никотиновой зависимости слишком сильны, чтобы сломать их без Бога, который укажет путь и устранит боль моих прошлых ошибок и желаний. Бог устранил боль и безнадёжность.

Опытные пионеры Двенадцатишаговой Программы оказывают понимание и поддержку. Они—силы Вселенной, которые собираются вместе и избавляют меня от боли.

Сегодня я буду помнить, что Бог всегда готов, если готов я.

1 июля

Успех зависит от усилий.

— СОФОКЛ

Участие в другом Двенадцатишаговом Сообществе умножило мои шансы в Анонимных Никотинозависимых. Я провёл восемнадцать лет в Анонимных Алкоголиках, когда наконец решился прийти в Анонимные Никотинозависимые.

Мы используем ту же Высшую Силу. У нас те же Шаги, хотя разные зависимости. Чтобы обрести свободу от них, я могу посещать собрания обеих Программ. На днях я отмечал тридцать месяцев свободы от никотина.

Сегодня я буду продолжать работать по моей Программе.

2 июля

Верить—означает положить все яйца в корзинку
Бога, а потом, пока они не вылупятся, просто
осознавать, как же тебе повезло.

—РАМОНА С. КЭРРОЛ

Каждый день я принимаю множество решений. Привычки помогают мне решить определённые вещи быстро, без особых раздумий. Например, чистить зубы—это хорошая привычка, а употребление никотина—дурная. Как правило, я не задумываюсь над этими маленькими решениями, а позволяю привычкам быть у руля.

Когда дело серьёзное, такое как переезд на другое место жительства, я обдумываю своё решение дольше, стараюсь рассмотреть его под разными углами. Иногда я принимаю моментальные решения, реагируя на чей-либо комментарий или действуя из собственной прихоти. Я могу принять импульсивное решение лишь потому, что изучение всех факторов серьёзного решения вызывает у меня тревогу.

Решение Третьего Шага я могу принимать многократно. Быть может, в трудные времена я не задумываясь препоручу свою волю и жизнь Высшей Силе. А в иной раз, не получая моментально того результата, которого хочу, я снова буду контролировать события и создам суматоху.

Сегодня я перепоручаю свою волю и жизнь своей Высшей Силе. Прежде чем я возьмусь контролировать их снова, я остановлюсь и поразмышляю над Третьим Шагом.

3 июля

Вера содержит достаточно света для тех, кто
хочет верить, и достаточно мрака, чтобы ослепить
тех, кто не хочет.

—БЛЕЗ ПАСКАЛЬ

Как и многим курильщикам, первая сигарета далась мне не просто. Голова закружилась, во рту был странный привкус. Я поперхнулся и закашлялся, когда впервые вдохнул дым, но тем не менее продолжил.

Шаги работают так же. С опытом я учусь большему. У меня углубляется понимание того, как применять Шаги в жизни. Иногда я возвращаюсь к Первому Шагу, но потом забываю о нём и мною снова овладевают мысли, что я могу контролировать свою зависимость.

Шаг Второй тоже насыщается смыслом постепенно. Как говорят в другом Двенадцатишаговом Сообществе, "сначала я просто пришёл, потом пришёл в себя, а затем пришёл к вере".

Я далёк от религии. Опытным путём я обнаружил, что Сила, более могущественная чем никотин, активно действует в моей жизни. Эта Сила достаточно мощная, чтобы разрушить одержимость никотином, если я позволю Ей это сделать.

Зависимость и одержимость никотином—это смертельная форма безумия. Довольно суровое описание для безобидной вредной привычки, не так ли? Но разве было бы ошибкой назвать смертельную форму зависимости убийцей?

Сегодня я с радостью позволяю Силе, более могущественной чем я, разрушить мою одержимость никотином.

4 июля

Свобода многогранна, но более всего она избавляет нас от того, что причиняет нам страдания и боль. Мы молимся об этом освобождении.

—ЕЖЕДНЕВНИК АЛ-АНОН

Когда я курил, то думал, что держал всё под контролем, но на самом деле сигарета, а именно—никотин, содержащийся в ней, контролировал меня. Никотин определял, с кем мне путешествовать, и кто мог путешествовать со мной, и даже то, поеду ли я куда-либо вообще. Он определял, с кем мне строить отношения, и кто может вступать в отношения со мной. С этими проблемами моя Высшая Сила привела меня в сообщество Анонимных Никотинозависимых. Я планировал поездку на юг Франции, что предполагало девять часов в самолёте без возможности покурить и дальнейшее путешествие с некурящими родственниками. Сплошное и беспросветное мучение.

Я был в отчаянии и не хотел больше страдать. На собраниях Анонимных Никотинозависимых я нашёл безусловную любовь, распахнутые объятия и свободу исследования себя без удушающей никотиновой завесы. Люди на собраниях поддерживали меня пока я признавал своё бессилие и не отвечал на зов тяги. Я хватался за служения как за спасательный круг. Я взял с собой в поездку множество инструментов и не закурил. В результате я обрёл способность испытать множество радостных моментов.

Сегодня я отмечаю пятую годовщину свободы от никотина, "по одному дню за раз". Это чудо превосходит мои самые смелые мечты, и я не справился бы в одиночку. Я обязан этому Анонимным Никотинозависимым.

Сегодня я оставлю позади вчерашний день, не буду бояться завтрашнего и только сегодня буду жить в свободе.

5 июля

> Человек не может даже самую малость быть
> удовлетворённым и счастливым, если он ощущает,
> что в каких-то наиважнейших аспектах ему не
> удалось ответить на вызов судьбы.
> —АРНОЛЬД БЕННЕТТ

Двенадцать Шагов—мощный фундамент моего выздоровления. Работая по Шагам, я накапливаю прозрения, которые дают мне новую свободу и руководство как жить полной жизнью. Никотин постоянно запрещал мне это. Я утратил гибкость. Но сейчас у меня есть новый дар, благодать, набор упражнений для укрепления и развития моего характера, свободного от зависимости.

Я начал как дитя с Первого Шага. Я осознал, что наркотик под названием никотин вцепился в меня мёртвой хваткой. Все мои попытки бросить провалились. Я не мог управляться со своей тягой. Я был бессилен, моё здоровье подкосилось, от меня плохо пахло, но при любых обстоятельствах, если вдруг кончались мои запасы никотина, я шёл и добывал ещё. Моя жизнь была поистине неуправляемой.

Сегодня я буду помнить, что все живые существа до самой смерти продолжают меняться и расти.

6 июля

Мудрость—стремление лучшим способом достичь
лучшего результата.
—ФРЕНСИС ХАТЧЕСОН

Рост дерева отражается в кольцах на его стволах. По этим кольцам мы можем узнать историю любого дерева. Учёные способны определить периоды засухи и хорошей погоды, исследуя толщину колец.

Моральная инвентаризация Четвёртого Шага—это своего рода исследование самого себя, пускай даже самое поверхностное. Когда я был новичком в Анонимных Никотинозависимых, моё здоровье отражало влияние никотина. Для меня было ценным принять свою инвентаризацию, отражающую моё состояние на тот момент. По мере продвижения по Программе я обрёл новые прозрения. Я вижу, как моя одержимость никотином мешала мне быть истинно вовлечённым в общение с другими людьми и заставляла избегать неприятных чувств.

По мере того как я изучаю свой характер, я обнаруживаю, каким духовно чахлым я был. Годами я играл роль "праведника" и оправдывал свои действия, но сейчас я вижу правду. Шаги приобретают всё большее значение по мере того как я возрастаю в мудрости. Увеличивается моя способность применять Шаги в жизни на разных уровнях, всё ближе к самому её основанию.

Сегодня я продолжу проводить инвентаризацию и благодарить за мудрость, которую приносит мне этот процесс.

7 июля

> Жевание табака—такая же зависимость. Просто
> не бросай бросать.
>
> —УЧАСТНИК АНОНИМНЫХ АЛКОГОЛИКОВ

Бросить легко. Я бросал, должно быть, тысячу раз. Моя трудность заключалась в том, чтобы остаться в воздержании. Излюбленной формой употребления я выбрал нюхательный и жевательный табак. После многих попыток остаться чистым, я смирился с тем, что мне придётся жевать табак до конца своих дней.

Однажды я беседовал с товарищем о его борьбе с алкоголем и наркотиками, и он указал мне на то, что жевание табака тоже зависимость. Мне было сложно принять себя как зависимого. "Я не наркоман",—твердил я ему (и себе). Он спросил меня, сколько раз я пытался бросить и помогло ли мне это.

В течение следующих недель ему удалось убедить меня посетить вместе с ним собрание Анонимных Алкоголиков, а потом я посетил занятие по бросанию курить, которое привело меня к Анонимным Никотинозависимым, где я пришёл пониманию того, что такое зависимость. Я принял то, кем являлся, хорошее и плохое в себе. Я зависимый, и я не один. Я обрёл силу благодаря другим людям, кто делился теми же чувствами, особенностями поведения и трудностями, что были и у меня.

Я бросил жевать табак почти четыре года назад, но оставаться в воздержании—это задача на всю жизнь.

Сегодня я выбираю жить своей жизнью, проживая всё хорошее и плохое в ней без табака.

8 июля

Друг — это единственный человек, которого вы
пустите в дом, когда разбираете шкаф.

—ПЭМ БРАУН

Когда люди, впервые пришедшие на собрания, говорят что-то вроде "я был вынужден бросить после сердечного приступа", я мысленно посмеивалась над ними и думала "да ладно". Мне удалили часть лёгкого, я перестала курить и думала, что после такого никогда больше не закурю.

Три месяца спустя у меня был напряжённый день на работе, куда я устроилась не так давно, и там никто не знал о моей зависимости. Я вошла в столовую, где два сотрудника курили, и это послужило спусковым крючком. Я начала выступать против "стреляния" сигарет, мы разговорились о курении и они спросили меня: "Неужели ты хотела бы закурить, даже если бы знала, что тут же упадёшь замертво?". Я ответила "Да, если мне бы пришлось чувствовать так, как сейчас, то такая жизнь не стоит того чтобы жить".

Я стрельнула одну сигарету и тут же вышла и купила пачку.

Годами я продолжала свои попытки бросить. На некоторое время у меня получалось, однако обязательно приходил день, когда дела шли из рук вон плохо или, наоборот, я вела себя так хорошо, что просто заслуживала покурить.

Мне потребовалось 14 лет, чтобы найти Анонимных Никотинозависимых. Вы помогли мне увидеть, что едва я начинаю конфликтовать, это уже провал. Вы говорили, что нужно проживать чувства вместо того чтобы закуривать их. Вы были честны и позволяли мне быть честной. Вы любили меня. В конечном счёте я стала обнаруживать, кто я есть на самом деле, вместо того чтобы быть той, кем меня хотели видеть окружающие.

Сегодня, когда я вижу курящих людей, я буду благодарить Бога за свободу.

9 июля

> Мы не можем стать теми, кем мы хотели бы
> стать, оставаясь теми, кто мы есть.
>
> —МАКС ДЕПРИ

В начале выздоровления, когда читали Обещания, я с большим подозрением относился к словам: "Теперь мы осознаём, что участвовали в грандиозном обмане. Мы вовсе ничего не потеряли". Это стало моим любимым обещанием!

С тех пор как я перестал курить, я продолжаю осуществлять мечты, которые ранее казались недостижимыми. Я могу устанавливать и укреплять границы, петь, быть волонтёром, иметь здоровые взаимоотношения, наслаждаться жизнью, отпускать старые страхи, с уверенностью выступать на публике, тепло приветствовать незнакомых людей, выражать свою точку зрения, позволять другим не соглашаться с ней, а также быть членом замечательной церковной общины.

Я могу быть тем, кем всегда хотел быть: не посещать врачей годами, кроме как для профилактического осмотра, тратить деньги сэкономленные от сигарет на приятные вещи, не смущаться сигаретным запахом, работать над проектами, которые занимают больше, чем несколько минут, заниматься спортом, часами ходить за покупками, наслаждаться фильмами и театром, получать удовольствие от путешествий, заниматься рафтингом или каноэ, сидеть и спокойно расслабляться, выбирать работу, основанную на моих потребностях и желаниях, так как мне больше не нужно планировать уход на пенсию в пятьдесят пять лет, чтобы насладиться жизнью перед тем, как я умру. Я начал рисовать и у меня отлично получается. Прошёл кашель, и мне больше не приходится испытывать болезненный стыд.

Я приобрёл значительно больше, чем можно перечислить в этой записи. Это чистая правда, я вовсе ни от чего не отказался, кроме как от стыда, вины, болезней, дискомфорта и преждевременной смерти.

Сегодня я свободен быть собой.

10 июля

Один сегодняшний день стоит двух завтрашних.
—БЕНДЖАМИН ФРАНКЛИН

Всем существом я ощущаю преимущества свободной от никотина жизни. Цвета и ясность поражают. Сегодня я вижу красные, жёлтые и золотые наряды осенних деревьев, и каждый свободный от никотина день—это подарок от Высшей Силы.

Моё дело—коллекционировать дни в том виде, в каком они даны. Каждый отдельный день—это частичка целого, как камни составляют огромную пирамиду, стремящуюся к небесному свету.

Сегодня я буду наслаждаться каждым мгновением.

11 июля

> Если бы мы могли продавать наши ожидания по
> той цене, которую мы за них заплатили, — мы все
> были бы миллионерами.
>
> —ЭБИГАЙЛ ВАН БЁРЕН

Я выкурил свою первую сигарету в шестом классе школы. Я закашлялся, но сразу же захотел ещё. Моя сестра не дала мне вторую, потому что боялась, что мне станет плохо. В этом смысле мне так никогда и не было достаточно.

Я садился в восьми- либо десятичасовые автобусные туры шесть раз в год с восьмого класса школы и весь институт. Во время этого я мог курить свободно. Я покупал пачку, как только предоставлялась такая возможность и, как правило, она заканчивалась во время поездки. Я не хотел выглядеть неопытным, поэтому я смотрел, как курят другие. Даже тогда перерывы между сигаретами казались мне бесконечными.

Под конец моей схватки с никотином, я не хотел, чтобы хоть что-то разлучило меня с сигаретами. Я выкуривал пять сигарет утром пока одевался и ещё пять пока ехал три мили (4,8 км) до работы. В офисе курить было запрещено, поэтому я находил поводы выскочить на улицу или в подвал днём и вечером. Дома я курил одну за другой, делая перерывы только для перекусов, да и то перед этим старался выкурить ещё одну про запас. Я начинал испытывать тягу раньше, чем докуривал сигарету. Я даже вставал по ночам ради нескольких сигарет.

Через годы самостоятельной борьбы, я нашёл Анонимных Никотинозависимых. Вы дали мне надежду.

---

*Сегодня я свободен от компульсивной необходимости кормить
мою зависимость и наслаждаюсь свободой.*

12 июля

Опыт—это не то, что случается с тобой. Это то,
что ты делаешь с тем, что с тобой случается.

—АЛДОУС ХАКСЛИ

На прошлой неделе мы расстались с человеком, с которым встречались год. Никотин тут не поможет. Вчера я узнал, что в пятницу меня увольняют с работы. Никотин и тут не поможет. Мне очень больно, но никотин не может мне помочь.

Сегодня я буду использовать все инструменты Программы, которые мне известны. Я пройду через это по одному дню за раз или, возможно, проживая даже только этот час или только эту минуту. Я пойду сегодня на собрание. Я буду практиковать метод "отпусти, пусти Бога". Если я поймаю себя на том, что опять пытаюсь решать свои проблемы вместо Высшей Силы, потому что мне трудно их отпускать, то несмотря на это буду снова и снова препоручать их.

Я буду предпринимать шаги к тому, чтобы найти подходящую работу, где я могу быть продуктивным, выражать свои таланты и зарабатывать справедливый доход. Я буду верить, что в мире есть такое место, где я нужен. Моя задача состоит в том, чтобы найти это подходящее место.

Сегодня я буду сознательно отпускать результат и
фокусироваться только на том, чтобы делать правильные
действия одно за другим.

13 июля

Жизнь можно понять, лишь оглянувшись назад, но
прожить ее нужно, глядя вперед.
— СЁРЕН КЬЕРКЕГОР

Я ищу ориентиры, которые скажут мне, что делать и чего ожидать в итоге. Когда я нашёл Анонимных Никотинозависимых, я хотел знать ответы на следующие вопросы:

как долго будут длиться физические симптомы отмены?

какие они будут?

когда тяга станет сносной?

когда я перестану злиться и выходить из себя?

как долго мне придётся ходить на собрания?

Я слушал, как другие делились своим опытом, и порой недоумевал: каждое высказывание отличалось от других. После нескольких собраний я начал улавливать некую общую идею того, о чём эта Программа. Она помогает улучшить жизнь именно тем способом, который подходит конкретному человеку. У меня свои взгляды, которыми я могу поделиться с другим зависимыми.

Иногда я чувствовал разочарование. Тогда мне предлагали посещать другие группы и прийти хотя бы шесть раз, прежде чем окончательно решить, подходит ли мне эта Программа. Меня ободряли словами "возьми только то, что тебе нужно, и отбрось остальное".

Сегодня я помню, как сложно большинству людей влиться в новый коллектив. Я приветствую новичков и рассказываю о том, как Анонимные Никотинозависимые помогли мне. Я говорю им, что очень рад, что они пришли, и стараюсь побудить продолжать приходить на собраниях.

Сегодня я отпускаю попытки найти ответы для кого-либо кроме себя самого. Я открыт для опыта других, и свободен выбирать свой собственный путь.

14 июля

Мудрый человек всегда должен помнить, что,
будучи потомком прошлого, он одновременно
является родителем будущего.
—ГЕРБЕРТ СПЕНСЕР

Я видел многих, кто приходит на собрания Анонимных Никотинозависимых, а потом перестаёт их посещать. Мне всегда было интересно, куда они уходят, удаётся ли им остаться в чистоте и если да, то каким образом.

Для меня обретение свободы от никотина было Первым Шагом, но чтобы проживать подлинно свободную жизнь, мне нужно работать по остальным Шагам.

Я пришёл в Анонимные Никотинозависимые думая, что знаю Шаги, потому что был участником других Двенадцатишаговых сообществ. Я понял, что мне нужно было капитулировать, стать готовым учиться и работать по Шагам как новичок, который вообще ничего не знает об этой новой Программе выздоровления.

Свобода, которую я получил, "работая по Шагам" в Анонимных Никотинозависимых, не похожа ни на что из того, что мне доводилось испытывать. Я не только не являюсь больше рабом никотина, но также я обрёл освобождение умственно, эмоционально и духовно.

Сегодня я знаю, что, работая по Шагам, я нахожу путь к свободе.

15 июля

> Человек счастлив настолько, насколько решил
> быть счастливым.
> —АВРААМ ЛИНКОЛЬН

Наступает новый день, а я мрачен и угрюм. Я растрачу все возможности впустую, если не преодолею подобный настрой. Впрочем, новый день может начаться в любое время, поэтому я, пожалуй, начну его прямо сейчас.

Сегодня будет множество забавных моментов, над которыми я буду смеяться, если, конечно, позволю себе их заметить. У меня будет работа, которую нужно будет делать, и ответственные дела. Нет причин устало тащиться сквозь этот день с ощущением бремени забот и проблем на сердце. У меня есть выбор. У меня есть силы найти юмор, красоту и человеческую доброту в этом дне, если я буду искать их.

Порой я забываю, что в основном я сам ответственен за качество моей повседневной жизни. Если я предвкушаю приятные события, то они будут время от времени происходить. Но мне не следует пассивно ожидать хорошего. Я могу планировать занятия, которые принесут счастье и удовлетворение, пусть даже в самых малых вещах. Я могу искать красоту и радость в сегодняшнем дне. По крайней мере, я попытаюсь.

Я всегда подозревал, что качество моего выздоровления определяет его длительность. Если это лишь боль и бессмысленная борьба, лишённая цели и счастья, то зачем это всё?

Сегодня я буду создавать позитивный опыт для себя. Я буду ценить каждую трудность за урок, который она несёт.

16 июля

Ничто не является пустой тратой времени, если
вы мудро используете опыт.

—ОГЮСТ РОДЕН.

Как и у других зависимых, у меня есть склонность относиться к себе очень жёстко. Когда я обнаружил, каким раздражительным я стал без никотина, я начал снова употреблять его. Согласно моему мышлению на тот момент, это казалось вполне логичным.

Я ожидал, что во время отвыкания какое-то время я буду несдержанным. Но даже когда у меня больше не было мучительной тяги, я всё ещё злился. Работая по Шагам с наставником я осознал, что у меня всё ещё были нерешённые вопросы гнева, которые нужно было прорабатывать.

Злость говорит о том, что есть урок, который следует выучить. Когда я употреблял никотин, чтобы залечивать свои чувства, я никогда не исследовал их и не учился их проживать. Теперь злость показывает мне, что у меня есть нерешённая проблема.

Я раньше думал, что мне следует быть идеальным, или по крайней мере не позволять другим видеть мои несовершенства. Мне нужно было быть эмоционально отчуждённым, чтобы другие не могли меня использовать. Не всегда было легко признавать, что не всё находится под моим контролем и ничто человеческое мне не чуждо.

Работая по Программе, я понимаю, что все люди несовершенны. У меня есть свои сильные и слабые стороны. Четвёртый и Пятый Шаги помогли мне увидеть, что слабости, которых я стыдился более всего, зачастую всего лишь несбалансированные черты характера. Я осознаю, что у меня есть и сильные стороны, которые помогают мне уравновесить слабости.

*Сегодня я принимаю все черты своего характера. Это помогает
мне осознать и ценить достоинства других людей.*

17 июля

Мы понимаем, что больны, только когда начинаем лечиться.

— АРХИЕПИСКОП ФРАНСУА ФЕНЕЛОН

Я наслаждаюсь созерцанием деревьев, растущих вдоль берега. Постоянный ветер, дующий с океана, запечатлел их в причудливых изогнутых формах.

Мои привычки оказывают на меня такое же мощное воздействие. Постоянное стабильное повторение одних и тех же выборов сделало из меня человека, которым я являюсь. Некоторые из этих привычек — хорошие, и делают меня счастливым. Другие я отвергаю теперь, когда вижу их влияние на меня. Как же мне повезло увидеть влияние никотиновой зависимости. Мне потребовалась сила, чтобы совершать новый выбор, в то время когда старый подталкивал меня к тому, чтобы немедленно употребить.

Моя Высшая Сила и члены Анонимных Никотинозависимых дали мне необходимую поддержку, чтобы расти в здоровых направлениях. В свободе я изучаю, как искривила меня зависимость, и учусь взращивать эти части моей личности в новых направлениях.

Сегодня я с благодарностью обретаю новые пути обращения со своим характером и жизнью.

18 июля

Те, кто ценит привилегии больше, чем принципы,
скоро теряют и то и другое.
—ДУАЙТ ЭЙЗЕНХАУЭР

Служение всегда было важной концепцией в Двенадцатишаговых Программах. На многих собраниях Анонимных Никотинозависимых нет чаепития. В результате отсутствует самый заметный признак служения—чай, кофе и закуски. Это нормально, так как для многих из нас, кто хочет быть свободным от никотина, кофе представляет проблему. Я обнаружил, что долгое время не мог пить кофе, потому что он вызывал тягу к никотину.

Но всё равно есть множество способов послужить. Я могу раздавать литературу или заказывать её. Я могу вести собрание. Я могу приветствовать новичков. Я могу пообщаться по телефону с тем, кому трудно. Я могу составлять список телефонов. Я могу принести угощение, чтобы отметить день рождения кого-то из Сообщества или свой собственный. Я могу участвовать в групповом сознании.

Наиболее важное служение, которое мне по плечу,—это делиться своим "опытом, силой и надеждой" с теми курильщиками, кто всё ещё страдает. Вот о чём эта Программа. В Двенадцатишаговых Программах с самого их зарождения понимали, что служение является ключом к выздоровлению.

Сегодня я найду способ помочь другому человеку.

19 июля

Живите свою жизнь так, как считаете нужным.
Это не эгоизм. Эгоизм — требовать от других,
чтобы они жили так, как вы считаете нужным.
—ЭНТОНИ ДЕ МЕЛЛО

Оглядываясь назад, я помню, каким эгоистичным был, когда курил. Когда я ходил на обед в компании, мне было всё равно, сколько из нас некурящих. Важно было лишь то, что курил я, и поэтому нам лучше сесть в зале для курящих. Я вообще не задумывался о том, как они чувствуют себя, и об их потребностях. Я знал, что в какой-то момент за обедом мне потребуется сигарета. Я прямо вижу, как первым проскальзываю в двери заведения, чтобы сказать официантке, что нам нужен зал для курящих.

Теперь же я злюсь, когда кто-то из компании хочет сидеть в зале для курящих. Я не курю, и они должны уважать это. Для меня это было особенно важно на первых порах чистоты. Теперь я понимаю, что если я смогу подать им хороший пример, то они, возможно, захотят пополнить число некурящих людей.

Когда я был новичком в Программе, мне нужно было соблюдать границы. Сейчас я просто прошу мою Высшую Силу направлять меня в трудных ситуациях. Я учусь смотреть на мир без завесы дыма, обволакивающей мой взор. Каждый день я ищу сферы моей жизни, которые до сих пор не видел. Это восхитительно.

Сегодня я вижу, что все люди разные. Принимаю ли я их такими, какие они есть?

20 июля

В хорошей компании путь кажется короче.

—ИСААК УОЛТОН

До прихода в Анонимные Никотинозависимые я провёл три года в Анонимных Алкоголиках. В начале своего выздоровления от алкоголя, я обнаружил, что сигареты облегчают воздержание от него. Я заменил свою алкогольную зависимость на ещё большее пристрастие к никотину.

В Сообществе Анонимных Никотинозависимых, я узнал, что могу действительно рассчитывать на помощь членов Сообщества в очень болезненном процессе отделения от моего спасителя—никотина. Это далось мне не просто. У меня не было никакого мощного заменяющего никотин вещества. На этот раз пришлось действительно "принимать жизнь на её условиях".

Я теперь вижу, что мой путь выздоровления вплоть до этого момента был ужасно ограничен моим непрекращающимся употреблением никотина.

Сегодня я, наконец, учусь жизнь. Я больше не прячусь от жизни.

21 июля

> Заставляй свой рассудок действовать решительно
> и принимать последствия. Ничего хорошего в
> мире никогда не было сделано путём колебаний.
>
> —ТОМАС ГЕНРИ ХАКСЛИ

Как и многие другие, я годами откладывал попытку что-либо сделать со своим курением. Я слышал о разных способах и наблюдал, как у других получалось бросить. Но сам не решался: "пока не время, может быть, в другой раз". Эти слова стали моей поговоркой.

Нерешительность может сделать из минуты вечность. Ставить жизнь на паузу было одной из присущих мне моделей поведения. Прикуривание сигареты часто было способом взять паузу. Я хотел отложить внешние дела, чтобы навести порядок внутри своей головы.

Выздоровление побуждает меня действовать решительно и принимать последствия этого. Это и есть жизнь. Колебания—это как задержка дыхания, они приближают смерть. Каждый раз когда я решаю действовать и принимаю результаты, я нахожусь в потоке жизни и таким образом соединён с её энергией.

Сегодня, разогнав туманы зависимости, я могу осознанно отвечать на вызовы обстоятельств, и меня бодрит эта вовлечённость.

22 июля

Я страстно вовлечён в жизнь: я обожаю её
перемены, цвета, движение. Быть живым, иметь
возможность видеть, ходить, жить в разных
домах, слушать музыку, рисовать — всё это
настоящее чудо.
— АРТУР РУБИНШТЕЙН

Когда я употреблял никотин, меня не покидало ощущение, что жизнь проходит мимо. Мне никогда не приходило в голову, что это может быть связано с моим раболепным подчинением зависимости. Сегодня я чувствую себя полностью вовлечённым в самый великий Божий дар — свою жизнь. Я больше не разбазариваю её понапрасну.

Сегодня я праздную свободу от оков никотиновой зависимости.
Я рождён заново.

23 июля

Хорошего друга можно отличить так: если вы
допустили оплошность, он не воспринимает это
как само собой разумеющееся.
—ЛОУРЕНС ДЖ. ПИТЕР

Я навсегда запомнил чувство, которое испытал на своём первом
собрании, когда меня приветствовали словами "добро
пожаловать". Мне было страшно идти туда, пугала перспектива
общаться с теми, кто не употребляет никотин, и столкнуться лицом к
лицу со своей зависимостью. Это искреннее приветствие было как раз
тем, в чём я нуждался.

Посещение собраний и членство в сообществе Анонимных
Никотинозависимых уже почти пять лет помогает мне оставаться
свободным от никотина. Любовь и принятие, которые я получаю,
освобождают меня от изоляции, в которой я раньше жил. Пока я
употреблял никотин, у меня не было возможности стать "частью чего-то
большего".

На собраниях никотинозависимых мне не терпится повидать своих
друзей и товарищей по выздоровлению, с кем нас связывает особое
взаимопонимание.

*Сегодня я знаю: не важно, что происходит в моей жизни, мне
всегда рады на собраниях Анонимных Никотинозависимых, и я
могу быть частью Сообщества.*

24 июля

Давайте помолчим, чтобы услышать шёпот богов.
—РАЛЬФ ВАЛЬДО ЭМЕРСОН

У меня в голове так много мыслей, они носятся по кругу и разлетаются во все стороны. Так работает мой мозг зависимого человека.

Душевный покой возвращается ко мне, когда я вспоминаю о концентрации. Когда я только начинал ходить на собрания, мои мысли постоянно соскальзывали на составление списка покупок. Я пытался собрать их в кучку и говорил себе, что на один час я буду концентрироваться на выздоровлении.

Моя способность к концентрации улучшилась и продолжает расти. Я остаюсь в Программе, сосредотачиваясь на выздоровлении, и постоянно напоминаю себе, что самое важное в жизни—это оставаться чистым и продолжать развиваться.

Сегодня на собрании я буду сохранять полное присутствие. Если мои мысли будут блуждать, я верну их обратно.

25 июля

Совершенно потерянным можно считать тот день,
в который вы ни разу не засмеялись.
— ШАМФОР (СЕБАСТЬЕН РОШ НИКОЛЯ)

Настал тот самый момент—время перерыва. Утро понедельника, начало сорокачасовой рабочей недели и первый пятнадцатиминутный перерыв. Я готовился отдать свою пачку приятелю, который курит. Мы встретились, и я спросил: "Можешь это взять и выкурить за меня?". Он ответил: "Ладно, спасибо".

Мы стояли около парковки и я думал, чем бы занять себя, пока он курит. Мне захотелось рассмеяться. Я набрал в рот воды и начал полоскать горло. А потом изобразил слона. Вскоре мы оба смеялись.

Сегодня я уделю время, чтобы посмеяться и насладиться жизнью.

26 июля

*Я поклялся перед алтарём Господа беспрестанно
бороться против любой формы тирании над
человеческим разумом.*

—ТОМАС ДЖЕФФЕРСОН

В историю моей страны вплетены времена рабства. Много лет назад некоторые колонии поняли, как много денег можно заработать на табаке, и как важен рабский труд для выращивания и производства табака.

Рабство в США отменили в 1863 году, но оно всё ещё существует для тех из нас, кто пристрастился к никотину. С помощью Сообщества и Программы я могу оставаться свободным от никотиновых оков.

Сегодня я знаю, что могу жить свободной жизнью, только если я свободен от активной зависимости.

27 июля

Единственная цель творения — быть вместилищем
Божественной Любви. Просыпаемся ли мы
каждое утро, воодушевлённые перспективой быть
выражением Божественной Любви?
— ПРЕПОДОБНАЯ ДИАНА ХЬЮЗ

Многие годы до выздоровления заниженная самооценка шла в ногу с моим никотиновым рабством. Как только прошёл шок первых этапов отвыкания, Сообщество стало моим безопасным местом, где я мог пережить миллиарды сбивающих с толку новых чувств, которые всплыли на поверхность в первые недели чистоты. В конце концов возможность управлять гневом и повышенным уровнем энергии значительно улучшили моё отношение к себе. Потребовалось некоторое время, чтобы привыкнуть к этому.

Сегодня, если я сбит с толку или на взводе, я спрашиваю себя, чему я сейчас подчиняюсь. Если мне всё ещё трудно, я снова беру паузу и прошу мою Высшую Силу помочь мне быть честным с собой. Может быть, я слишком серьёзно отношусь к себе? Или я забавляюсь чувством собственного превосходства в личных отношениях? Не голоден ли я? Не заглушаю ли я голос интуиции, избегая выполнения Божественного плана?

С учётом моих ограниченных возможностей, Волей Бога может быть просто совершение правильных действий одного за другим. Если мой разум пытается забежать вперёд, я стараюсь вернуться в настоящий момент. Если даже это у меня не получается, значит, мне нужно отдохнуть, поговорить с другом, провести какое-то время в спокойной обстановке.

Сегодня я не позволяю обстоятельствам одержать надо мной победу. Принимая помощь, я могу находиться в настоящем моменте и совершать свободный выбор, без суеты и замешательства.

28 июля

Мечтайте дерзновенно и возвышенно — тогда ваши
мечты станут пророчествами.
— ЭДВАРД БУЛВЕР-ЛИТТОН

Я очень боялся Четвёртого и Пятого Шагов. С каким удивлением я обнаружил, что я не хуже других! Оказалось, что любой недостаток всего лишь нарушение баланса. Для каждой слабости я нашёл соответствующую ей сильную черту характера. Я больше не боюсь исследовать свои слабости, потому что знаю, что обнаружу также и достоинства.

Всё в большей степени я ощущаю свободу делать то, чему раньше мог только завидовать. Я убедился, что завистливые мысли — это просто способ Бога показать мне, к достижению чего я могу быть открытым. Я формирую свои мечты, завидуя чьем-либо успехам. Невероятно, но если я признаю и озвучиваю свои мечты, то впоследствии я достигаю их практически беспрепятственно.

Поистине, Господь даёт нам зависть, чтобы показать наши собственные возможности. Если воспринимать зависть правильно, то она становится даром, а не врагом. Я мечтаю о том, чем обладают другие, при этом не желая им меньшего.

Сегодня я знаю, что любая мечта достижима при поддержке моих друзей.

29 июля

Как от человека к человеку может перейти
отчаяние, так же и надежда может быть передана
от одного к другому.

—ЭЛИ ВИЗЕЛЬ

Однажды на собрании я услышал, как другой участник вспоминал, сколько раз за свою жизнь он курил. Меня это заинтересовало, и я провёл свои подсчёты. Я обнаружил, что 80 процентов времени я курил уже после того как твёрдо решил бросить и воздерживался 11 месяцев. Я также увидел, что 60 процентов употребления пришлось на то время, когда мне удалили часть лёгкого.

Я был подростком, когда хирург впервые предупредил меня о возможных осложнениях, связанных с никотином. Как и мои друзья, я тогда не особенно обеспокоился. Опасность поджидала тех, кто много употреблял, ну а мы были уверены, что не станем настолько заядлыми курильщиками.

На самом деле, я уже тогда подозревал, что так оно и будет. Я не признавался друзьям, насколько важен был никотин для меня, какая сильная у меня была тяга и какие длинные расстояния я проходил, чтобы покурить.

Я осознал свою зависимость, когда после периода воздержания сделал одну затяжку и не смог остановиться. Я всегда оправдывал себя тем, что хотел бы бросить, если бы мог. Я просто считал, что моя зависимость более могущественная, чем у других. Потом я пришёл в Анонимные Никотинозависимые и встретил людей с такой же сильной зависимостью. Только они жили счастливой и свободной от никотина жизнью. Они подарили мне надежду, в которой я так отчаянно нуждался.

Сегодня я благодарю Бога за свободу и за встречу с Анонимными Никотинозависимыми.

30 июля

Быть не мёртвым ещё не означает быть живым.

—Э. Э. КАММИНГС

Когда я был всё ещё связан по рукам и ногам моей никотиновой зависимостью, я испробовал все методы бросания, но в итоге утратил всякую надежду. Я знал, что я зависимый—на эмоциональном, умственном и физическом уровне, а также на уровне привычки. У меня была сильнейшая потребность в оральной компенсации.

Последнее пугало меня больше всего. Когда я искал успокоения, я втайне сосал палец до момента, пока не начал употреблять никотин. Моей зависимости не тридцать с чем-то лет, она длиною в жизнь. Никотин не только предоставлял мне оральную компенсацию, он действительно залечивал мои чувства.

С никотином я мог подзарядиться и успокоиться. Мне не нужно было переживать болезненные чувства. Я мог отстраниться или сблизиться, быть заметным либо скрыться. Но лучше всего было то, что я всегда мог контролировать результат. Я был знаком с людьми, зависимыми от наркотиков или алкоголя. Они не могли контролировать результат.

Я был потрясён жизнью без никотина. Я не верил, что это вообще возможно. Потом я нашёл Анонимных Никотинозависимых. Я слушал, как другие рассказывали о себе, и пришёл к вере, что и для меня возможна жизнь без моего наркотика и привычки.

Сегодня я буду справляться со своими чувствами, не залечивая их.

1 августа

Справиться с кризисом каждому под силу.
Повседневная жизнь — вот что по-настоящему
изнуряет.
— АНТОН ЧЕХОВ

У меня лютая зависимость от никотина, но собрания дают надежду. Я обещал себе ставить выздоровление на первое место, и одним из доказательств этого было то, что я посещал все собрания, кроме дней, когда меня не было в городе.

Одним субботним вечером по пути на собрание я поворачивал направо на шестиполосную трассу. Так как справа машин не было, то я отвернулся и смотрел налево, ожидая момента, чтобы влиться в движение. Дождавшись промежутка между автомобилями, я убрал ногу с тормоза и тут же почувствовал удар. Кто-то вскрикнул — я затормозил и огляделся. К своему ужасу я обнаружил, что сбил пешехода.

Женщина была сбита с ног, получила синяк и разбила колено, но так как я не нажимал газ, то не нанёс серьёзных повреждений. Она отказалась от медицинской помощи, но согласилась на моё предложение отвезти её домой.

Я повторял, что "курить — не вариант", пока ехал на собрание. К концу собрания я успокоился и на пути к дому ощутил уверенность. У меня больше не было тяги к никотину. Я знал, что раз я смог справиться в этот раз, то меня не так уж просто заставить сдаться.

Я продолжаю ходить на собрания, чтобы помнить, какой была моя жизнь. Вне собраний я забываю, что зависим от никотина.

Сегодня я уверен, что, применяя Программу, я могу справиться с любой ситуацией.

2 августа

Вы, именно вы, так же как каждый человек в этой
огромной Вселенной, заслуживаете любви и
ободрения.

— БУДДА

Я употребляла никотин, чтобы заглушить эмоции, поскольку
никогда не чувствовала себя по-настоящему вовлечённой в
жизнь. Меня постоянно преследовало ощущение, что мне
следует как-то оправдать своё существование. Я прикладывала
титанические усилия, чтобы быть таким человеком, каким другие хотели
меня видеть, и выполняла любые просьбы, чего бы мне это ни стоило.

Я была матерью-одиночкой, работала шестьдесят часов в неделю,
посещала два-три курса повышения квалификации каждый семестр и по
вечерам посвящала как минимум час общению с ребёнком. Как мне это
удавалось? Я вставала в 4 утра, садилась за занятия и около полуночи
ложилась спать.

На протяжении нескольких лет я не читала ничего кроме материалов
и статей по работе. Ни разу в жизни я не делала ничего ради
удовольствия или ради самой себя. Я играла с ребёнком, но у меня не
оставалось времени на себя. Нужды других людей превалировали над
моими собственными. Я не ходила в отпуск, а одежду покупала только в
секонд-хенде. Я жила мыслями о будущем и всегда работала ради того,
чтобы когда-то потом начать жить лучше.

На собраниях я впервые услышала о понятии границ. Сначала мне
пришлось разобраться, что это такое, потом я смогла работать над
осознанием собственных границ, после чего — укреплять их. В конечном
счёте я научилась ставить границы и защищать их без чувства вины.

---

*Сегодня я буду "жить настоящим моментом" и давать своим
нуждам приоритет, которого они заслуживают.*

3 августа

Глубочайшая потребность человека—стремление
преодолеть отделенность и покинуть тюрьму
своего одиночества.

—ЭРИХ ФРОММ

Давление со стороны сверстников, одиночество, низкая
самооценка, сексуальные сцены в фильмах—всё это сыграло
свою роль в моих первых экспериментах с никотином. Будучи
молодым человеком, я старался создать образ себя и выстроить
отношения с окружающим миром. Как и другие я делал это довольно
неуклюже, порой до смешного.

В молодости каждому хочется быть значимым, чтобы иметь связь с
группой людей. Быть отвергнутым очень больно, для некоторых это
просто убийственно. Смещая фокус внимания со своей беззащитности на
табак, мне было проще сойтись со сверстниками. Что-то вроде "по
щелчку зажигалки ты будешь принят".

Одним из преимуществ Программы выздоровления является то, что
каждый её участник важен и полезен. Между нами возникает связь,
когда мы набираемся смелости приходить на собрания, и эта связь
укрепляется по мере высказываний. Те, кто ещё употребляют,
напоминают об опасности тем, кто уже отказался от курения. Те, кто
обрёл чистоту, дарят надежду тем, кто к ней стремится. Выздоровление
является нашим новым связующим элементом. У нас есть общая
заветная мечта—жить жизнью свободной от никотина.

Сегодня любое ощущение одиночества будет устранено
поддержкой Сообщества и связью с Высшей Силой.

4 августа

Ничто не сработает, если вы не будете работать
над этим.

—МАЙЯ АНЖЕЛУ

Мне было очень легко начать заниматься служением, так как многие члены моей домашней группы брали служение на группе, на Интергруппе и во Всемирных Центрах по обслуживанию.

Сначала я служил чайханщиком на группе, потом недолго был секретарём, а потом представителем Интергруппы. В конце концов я взял на себя сразу несколько служений для Интергруппы.

Вскоре после того как я взял первое служение, я заметил, что тяга уменьшилась, а впоследствии вовсе исчезла. Безусловно, я воспринимаю это как результат того, что я был готов и способен выполнять большой объём служения.

Сегодня я знаю, что служение—это то, что я делаю ради себя. Если это помогает также и другим, то это дополнительная награда.

5 августа

Мы можем узнать истину тремя способами.
Первый, и самый благородный, — размышление.
Второй, и простейший, — подражание. Третий
способ — опыт — самый горький.

— КОНФУЦИЙ

Начать употреблять никотин было очень просто. Я выкуривал всего несколько в день, потому что мой лучший друг курил именно столько. Можно назвать это давлением со стороны сверстников, хотя никакого давления там не было. Всё началось легко и просто, за исключением кашля от первой сигареты. Всего одна сигарета — и я подсел. Моя зависимость с годами только прогрессировала, становясь всё хуже и хуже.

После тридцати с лишним лет курения, я уже и не знал, зачем курю, кроме как по привычке. Я курил раз в час, как кукушка. Мне было очень трудно пропустить ту самую первую утреннюю сигарету, которую я выкуривал даже раньше, чем спускал ноги с кровати.

На самом деле я был жертвой никотина очень долгое время и со временем стал его ненавидеть. Я молюсь, чтобы моё исцеление продолжалось и мне никогда не пришлось бы столкнуться с ещё худшими проблемами со здоровьем из-за того, что я когда-то употреблял никотин.

В употребление никотина нет здравого смысла, это просто стало привычкой, но в том, что я делаю с этим сейчас, здравого смысла предостаточно. Сегодня я очень горжусь собой и чувствую, что у меня появился стержень, более крепкий, чем когда-либо. Я живу полноценной жизнью, и это прямой результат Двенадцатишаговой Программы.

Сегодня, если я почувствую тоску по никотину, я буду напоминать себе, что никотин мне не друг.

6 августа

Я беру Бога за руку и Он заботится обо всём (если
я Ему не мешаю).
—КНИГА АНОНИМНЫХ НИКОТИНОЗАВИСИМЫХ

Мой отец и сестра умерли от рака лёгких, а мать—от эмфиземы. Все они курили до самой смерти.

Я начал курить в одиннадцать, а в сорок два мне удалось бросить. Спустя семь лет после этого, как-то раз после вечерних посиделок с друзьями мне показалось хорошей идеей выкурить сигару. Через две недели я снова смолил как паровоз.

Я практикующий врач, специалист по охране здоровья, поэтому мне пришлось вновь прятаться и увиливать—вспомнить все, что я использовал, будучи школьником. Через какое-то время необходимость снова бросить курить стала очевидной, поэтому я пошёл на собрание Анонимных Никотинозависимых, которое проходило неподалёку от моего места работы каждый понедельник.

Я ходил на собрания постоянно в течение двух лет и одиннадцати месяцев, прежде чем я впервые получил свою медальку за 24 часа чистоты. Два года одиннадцать месяцев зависимости и мучительного чувства отвращения к себе. Каждую ночь я ложился спать совершенно убежденный, что завтра курить точно не буду. К восьми утра следующего дня я выковыривал бычки из мусорного ведра, поднимал их на дворе или высушивал в микроволновке те, которые ночью заливал водой.

Я был уверен, что у меня достаточно силы воли, чтобы справиться с этой гнусной привычкой. И только когда я сдался, отказался от силы воли и капитулировал перед Высшей Силой, моя одержимость была устранена. Сегодня прошло восемнадцать месяцев с тех пор, как я выкурил последнюю сигарету. Я хожу на собрания и регулярно с благодарностью молюсь.

Сегодня у меня есть готовность, следовать по Шагам, идти по этому пути и оставить остальное Богу. Я вдыхаю глубоко и выдыхаю с лёгкостью.

7 августа

Жизнь — это последовательность уроков, которые
необходимо прожить, чтобы понять.
— ТОМАС КАРЛЕЙЛЬ

Яехал домой с работы по скользкой зимней дороге. На тот момент я не курил всего лишь три месяца и мои нервы были натянуты как струны. Я ехал в снегопад, и костяшки пальцев побелели от того, как я вцепился в руль. Машина передо мной проскользила на перекрёсток на красный свет. Я остановился в нескольких сантиметрах от неё, едва ли не въехав в бампер. Потом я ощутил сильный толчок сзади. У меня хрустнула шея и я почувствовал, как все внутренности переместились вперёд. Я оцепенел от шока и просто сидел, уставившись на снежинки. Неужели я только что попал в аварию? Всё было как в кино. Я осторожно вышел, не зная, чего ожидать. Бампер моего автомобиля был поцарапан, но не отвалился.

Из задней машины выскочил человек и подбежал ко мне. Он тут же поинтересовался, как я себя чувствую. Я отмахнулся и не задумываясь попытался стрельнуть у него сигарету. Мне даже в голову не пришло спросить его, в порядке ли он и его машина, — таково состояние ума зависимого от никотина. К моему облегчению, сигарет у него не оказалось.

К счастью, я нашёл Анонимных Никотинозависимых и в 2004 году отметил свою пятую годовщину свободной от никотина жизни. Теперь, когда я еду по скользкой дороге, я жую жевательную резинку и включаю радио погромче. С тех пор как я перестал курить, в моей жизни было много трудных моментов, и я пережил много стрессов, но единственное, от чего я больше не страдаю, — это никотиновая зависимость.

Сегодня я благодарен за способность справляться со стрессом не прибегая к никотину.

8 августа

Не заблуждайтесь в мысли, что мир вам чем-то обязан—он был до вас и ничего вам не должен.

—МАРК ТВЕН

В детстве мы все беспомощны и не способны влиять на события, но некоторые из нас продолжают верить в это уже взрослыми—для меня это стало образом жизни. Я привык считать себя жертвой.

Я не осознавал, что вредил себе и отношениям, и не знал, что можно жить по-другому. Я прятался за никотиновой завесой, обвиняя других в том, что со мной происходит. Я всего лишь хотел понять, что не так с моей жизнью. Я не был готов искать чудес.

Потом я стал слышать на собраниях Анонимных Никотинозависимых о сидении на "стуле саможалости". Я слышал о благодарности за то, что имеешь. Я также слышал, что невозможно одновременно быть обиженным и благодарным. Я слышал о том, что могу обрести свободу путём отказа от роли жертвы. Я осознал, что мог бы быть благодарным, если бы не видел себя в роли жертвы. Теперь с помощью других зависимых от никотина, я способен увидеть чудесные и удивительные вещи в моей жизни, потому что я готов их искать.

Сегодня я не откажусь от своей силы—не стану мыслить как жертва. Я буду помнить, что у меня всегда есть выбор.

9 августа

Цельтесь в Луну. Если промажете — попадёте в
звёзды.
—МЭРИ КЕЙ ЭШ

Я страдал от иллюзии, что моя зависимость сильнее, чем у других. Никотин крепко сжал свои оковы, и все мои попытки бросить заканчивались ничем. А потом я нашёл Анонимных Никотинозависимых.

На первом собрании я очень удивился, услышав, что люди наслаждаются жизнью без никотина. Затем человек, сидящий напротив меня, поделился своей историей. Он был точно так же зависим, как и я, но не употреблял никотин два месяца.

Впервые в жизни я обрёл надежду, что смогу жить комфортно и счастливо без никотина.

Сегодня я знаю, что всё возможно, потому что могу найти и принять всю поддержку в которой нуждаюсь, чтобы достичь исполнения любой мечты.

10 августа

Не важно, какие религиозные убеждения у нас
были или есть, участие в Анонимных
Никотинозависимых и сосредоточение на
Двенадцати Шагах привело нас к осознанию, что
есть Сила, более могущественная чем мы.
— КНИГА АНОНИМНЫХ НИКОТИНОЗАВИСИМЫХ

Когда в возрасте одиннадцати лет я начал употреблять никотин, я также начал учиться лгать, красть и увиливать.

Бабушка предупреждала меня, что это остановит мой рост, но я ей не верил. Мне казалось, что множество курильщиков вполне высокие люди. В то время я ещё не знал об эмоциональной зрелости.

Препираясь со своими родителями и умножая секреты, я отказался от единственной Высшей Силы, известной мне на тот момент. Я стал своей собственной правдой. При помощи никотина я учился прятать свои страхи и большинство других эмоций, сначала от других, а в конце концов и от самого себя.

Признание бессилия было первым шагом к тому, чтобы дать себе шанс открыться Высшей Силе. Какое облегчение. День за днём я учусь проживать печали и радости жизни без никотина — без пряток, отрицания и подавления своих чувств. Моя Высшая Сила и собрания Сообщества всегда готовы помочь мне на этом пути. Сейчас я наконец то научился расслабляться.

---

*Сегодня моя Высшая Сила делает для меня то, что я не могу
сделать сам.*

11 августа

Секрет успеха в том, чтобы продолжать, когда
другие сдались.
—УИЛЬЯМ ФИЗЕР

Я начал употреблять никотин, потому что не знал, как справляться с эмоциями, а также из-за дискомфорта, который ощущал в социуме. Спустя совсем немного времени никотин стал моей реакцией на любую эмоцию или ситуацию. Он был моей опорой, когда я чувствовал все, что угодно: счастье, грусть, голод, одиночество, усталость, волнение. Я употреблял дома, на работе, на отдыхе, перед собеседованиями, в ванной, где угодно. Я пытался остановиться, но одна только мысль об этом повергала меня в ужас. Однажды утром я почувствовал, как колотится сердце, потому что у меня кончились сигареты, и подумал: "Вау, за окном жуткий мороз, я ещё не привёл себя в порядок и несмотря на это прямо сейчас намерен пойти в магазин. Вот что значит самоотверженность! Если бы я применил ту же самоотверженность к бросанию—я бы точно бросил".

Какое откровение! Потом я услышал голос в голове: "Это не самоотверженность. Это —зависимость". В этот момент я осознал, что был действительно бессилен перед никотином. Как и собирался, я пошёл в магазин и купил пачку, но зерно истины уже прорастало во мне. Спустя несколько месяцев на собрании Анонимных Никотинозависимых мне вручили мою первую медаль. Это было больше года назад, я до сих пор бессилен перед никотином, но с благодарностью остаюсь свободным от него.

Сегодня я помню: одной слишком много, тысячи всегда недостаточно.

12 августа

Терпимость к другим есть Любовь, терпимость к
себе есть Надежда, терпимость к Богу есть Вера.

—АДЕЛЬ БЕСТАВОРС

Никотин был самым преданным другом. Он всегда был рядом, когда я нуждался в нём, хотел я того или нет. На самом-то деле правда в том, что никотин контролировал меня.

Мой друг взял меня в заложники. Как я мог вырваться на свободу?

Для меня самым большим шагом по направлению к тому, чтобы обрести и сохранить свободу, является отпускание. Отпустить—не то же самое, что сдаться. Отпустить означает отдать. Когда у меня тяга, я представляю, что держу её в руках—маленькое уродливое зелёное существо. Я воздеваю руки к Богу и говорю: "Пожалуйста, забери это у меня. Я больше не хочу этого. Спасибо". Потом я делаю несколько глубоких вздохов, один за другим, пока тяга не пройдёт. Вот что для меня означает выражение "отпусти, пусти Бога".

Мне, как и прежде, трудно отпускать. Я учусь жить в свободе от никотина по одному дню за раз. Я бы не смог это сделать без помощи других—тех, кто понимает мою борьбу и боль,—и без Высшей Силы, которая является моей правдой и моим, к счастью, не единственным другом.

---

*Сегодня я осознаю, что тяга пройдёт, независимо от того,
закурю я или нет.*

13 августа

Надежда берёт начало во тьме — упрямая надежда,
что если вы просто будете приходить и делать
правильные вещи, то рассвет настанет. Вы ждёте,
смотрите и занимаетесь своими делами — вы не
сдаётесь.

— ЭНН ЛАМОТТ

Некоторое время назад мой муж просто вывел меня из себя. Прежняя "я", возможно, ушла бы от него, но работа по Шагам научила меня сосредотачиваться только на своей половине дела. Мне пришлось спросить себя, хочу ли я завершить отношения, и ответом было "нет". Но для продолжения отношений мне всё равно пришлось бы отпустить свой гнев через какое-то время. Так почему бы не сделать этого прямо сейчас? Потом я подумала, а что если я капитулирую перед его мнением? Ведь это ничем не грозит, и мне не придётся ставить истину под угрозу. Я решила в данном случае проявить любовь в том, чтобы принять его точку зрения.

Как только я рассмотрела ситуацию под этим углом, я увидела, что могу сделать мужу приятное, и мне самой понравилось такое поведение с моей стороны. Как только я ощутила себя целостной, моя злость испарилась.

Сегодня я отпущу свою потребность быть правой и выберу
любовь.

14 августа

Будущее принадлежит тем, кто верит в красоту
своих мечтаний.
—ЭЛЕАНОРА РУЗВЕЛЬТ

Более двадцати лет я боролся за то, чтобы научиться жить комфортно без никотина. Моя борьба окончилась, когда я нашёл Анонимных Никотинозависимых.

Я боялся, что это не сработает, и так же боялся, что сработает. Я попросту не мог себе представить жизнь без никотина. Первый год выздоровления был прекрасен. За исключением некоторых проявлений гнева, я будто парил в облаках и сидел на радуге.

Каждый день в течение первого года я видел радугу, иногда естественного происхождения, но чаще искусственную. Однажды я видел тройную радугу. Был случай, я очень разозлился на водителя, который подрезал меня на выезде с автострады, как вдруг заметил радугу в зеркале заднего вида его машины.

Где все эти радуги были до выздоровления? Скорее всего они всё также были вокруг меня, но я был слишком изолирован от реальности, чтобы их разглядеть.

Сегодня я буду включаться в простые радости жизни.

15 августа

Повсюду в мире у меня есть такие друзья,
которых я не променял бы на милость всех
королей мира.
—ТОМАС А. ЭДИСОН

Нет "мы" без "я". Раньше я думал, что курю в одиночестве. Обратясь за поддержкой к Анонимным Никотинозависимым, я понял, как сильно нуждаюсь в людях.

Подумать только, я курил табак, выращенный и упакованный другими людьми. Мне нужно было, чтобы кто-то платил мне, чтобы я мог употреблять, а затем оплачивать последствия употребления. А ведь я был одержим и пристрастен к никотину на протяжении целых сорока лет!

Я взмолился о помощи. Ответ пришёл мне в виде группы Анонимных Никотинозависимых. Изначально я употреблял никотин, а потом нашёл людей, которые помогли мне обрести чистоту и сохранить её "по одному дню за раз". Я проживу более долгую и счастливую жизнь. Только если я жив, я могу быть частью сообщества.

Сегодня я буду поддерживать тех, кто переживает непростые времена, и сам приму поддержку, когда будет трудно.

16 августа

*Жизнь не в том, чтобы иметь самые лучшие
карты, а в том, чтобы хорошо играть теми,
которые вам достались.*
—ДЖОШ БИЛЛИНГС

Бывают дни, когда я должен принимать жизнь на её условиях, а не так, как я хотел бы, чтобы сложился мой день или моя жизнь. Это даётся мне сложнее, когда я верю, что мой вариант развития событий—самый лучший и единственно возможный. Когда что-то идёт не по плану, я обычно склонен либо анализировать это до посинения, либо стараться исправить или изменить ситуацию. Все эти действия создают в моей голове стресс и беспокойство, и плохо влияют на мою духовность и покой. Лучший выбор—принять, что на всё есть свои причины, и что у моей Высшей Силы есть план, который превосходит все мои ожидания, если я просто отхожу в сторону и позволяю этому случиться.

Я знаю, что моя Высшая Сила Шаг за Шагом ведёт меня к наивысшему благу и к наилучшим ответам на мои молитвы и желания моего сердца.

Сегодня я верю, что моя Высшая Сила сильнее любых испытаний.

17 августа

> Половина жизни проходит ещё до того, как мы
> осознаём это.
> —ДЖОРДЖ ГЕРБЕРТ

С восьмого класса школы я посещал школу-интернат. Это означало, что несколько раз в году я подолгу ездил на автобусе без сопровождения взрослых. Я всегда покупал пачку сигарет в дорогу.

Чтобы не показаться неопытным ребёнком, я учился на примере других курильщиков. Мне хотелось курить одну за одной, но приходилось ждать, пока ещё кто-то закурит. При этом я не хотел, чтобы это выглядело так, будто я подражаю, поэтому выжидал ещё несколько минут.

В тот момент я только покуривал. Я не мог курить свободно, и использовал любой шанс остаться одному.

Оглядываясь назад, я ясно вижу, как провёл жизнь в ожидании, потакая своей никотиновой зависимости. В конце своей карьеры курильщика я ушел в полную изоляцию, чтобы никогда не разлучаться со своим наркотиком. И мне всегда его было недостаточно.

Сегодня я живу полной жизнью и больше не трачу время на ожидание.

18 августа

Одна из наиболее трагических вещей, что я знаю о природе человека, это то, что у всех нас есть склонность откладывать жизнь. Мы все мечтаем о каких-то волшебных розовых садах за горизонтом.

—ДЕЙЛ КАРНЕГИ

Под конец моего употребления ввели запрет на курение в офисе, и я присоединился к тем, кто в любую погоду выходит на улицу.

После таких страданий в рабочее время всё, о чём я мог думать, вернувшись домой, было удовлетворение моей зависимости. Я сидел в своём синем кресле и курил одну за другой. Конечно, я знал, что члены моей семьи ждут меня на ужин, и обещал себе, что пойду как только выкурю ещё одну сигарету.

Оказалось, что разлука с никотином была для меня горем. Я прикуривал, обещая себе пойти ужинать сразу, как только докурю, и уже ощущал боль. Я был абсолютно изолирован. Я не разрешал кому-либо или чему-либо встать между мной и моим наркотиком в свободные от работы часы.

Потом меня направили к Анонимным Никотинозависимым, и вы помогли мне на пути к выздоровлению.

Сегодня я свободен общаться с другими и наслаждаться жизнью.

19 августа

Не стоит беспокоиться о вещах, которые вы не
можете контролировать, потому что вы всё равно
ничего не можете сделать с ними. А тем более
зачем беспокоиться о том, что вам подвластно?

—МАТЬ ТЕРЕЗА

Двадцать лет я боролась за то, чтобы жить без никотина. Однажды мне удалось не курить несколько недель, и я только начинала относиться к себе лучше. А потом у меня был сложный день на работе: возникли серьёзные проблемы с заказчиком. Мой руководитель ездил по миру, чтобы найти решение, а я сидела в офисе, по горло увязнув в распространении информации и организации конференций.

Я ощущала давление в груди и покалывание в левой руке. Я подумала о вероятности сердечного приступа, но у меня не было возможности покинуть рабочее место. Я попробовала пройтись вверх и вниз по лестнице, чтобы снять напряжение, но это не помогло. В конце концов я сдалась и вышла из офиса, чтобы купить свой наркотик.

Анонимные Никотинозависимые помогли мне освободиться от существования зависимого от кризисов наркомана.

*Сегодня я с ясным умом повернусь лицом к испытаниям и
радостям.*

20 августа

Прекрасные люди живут в прекрасном мире, а
настроенные враждебно живут в мире, полном
врагов.
—ДОКТОР ВЕЙН В. ДАЙЕР

Сегодня я осознал, что мой мир меняется. Я меняюсь и выбираю то, что улучшает мою жизнь. Более 40 лет подряд я прятался за дымовой завесой, боясь увидеть мир или позволить миру увидеть реального меня.

Теперь я понимаю, что использовал сигареты, чтобы скрыть свои истинные чувства. Когда я оказывался в затруднительной ситуации, то не хотел смотреть в лицо фактам, вместо этого я впадал в ступор и тянулся за сигаретой. Я выдыхал дым, чтобы спрятаться за ним, и никогда не задумывался о том, как много раз на дню я прибегал к никотину, чтобы заглушить свои истинные чувства.

Сейчас я учусь тому, что могу взаимодействовать с миром разными способами, и не убивать себя в этом процессе. Я могу использовать глубокое дыхание, прежде чем отвечать на вопрос. Я также могу выйти на небольшую прогулку, когда подавлен, вместо того чтобы прятать свою фрустрацию за облаком дыма.

Это совершенно новый образ жизни для меня. Я только начинаю видеть мир и всю красоту, дарованную мне. Я, наконец, обретаю способность видеть чудеса, которые творит Высшая Сила. Я так рад в каждом дне замечать хотя бы одну красивую вещь. И очень благодарен.

Сегодня я выбираю видеть красоту мира. Я выбираю принимать любовь и поддержку, которую каждый день даёт мне моя Высшая Сила.

21 августа

> Как вы делаете это? Вы делаете в процессе
> обучения. Как вы обучаетесь? Вы обучаетесь по
> мере того, как делаете.
>
> —ПИТЕР МАКВИЛЬЯМС

С тех пор как я перестал курить, я постоянно учусь чему-то новому. Одной из вещей, которые особенно привлекли моё внимание, было то, что во время курения человек вдыхает глубоко и часто. Когда я перестал курить, я научился одной вещи, которую рекомендуют делать все программы по отказу от курения в случае возникновения тяги—делать 10 глубоких вздохов. Это имитирует дыхание при курении.

К сожалению, я редко задумывался об этом упражнении. И когда я делал его, то чувствовал себя глупо. Мой ум начинал блуждать уже после четвёртого вздоха, и я не ощущал, чтобы это помогало убрать тягу. По крайней мере это не помогало до того, как на собрании Анонимных Никотинозависимых кто-то поделился медитацией: при каждом вдохе вспоминать одно из приведённых ниже утверждений. Если практиковать по два раза с каждой строкой, то получается десять вздохов. Я нашёл это очень полезным и до сих пор использую это, когда чувствую напряжение в каких-то ситуациях.

Будь спокоен и знай, что Я есть Господь.

Будь спокоен и знай, что Я есть.

Будь спокоен и знай.

Будь спокоен.

Будь.

Когда я использую эту медитацию, я чувствую, как моя Высшая Сила даёт мне силы решить любую проблему, с которой я имею дело на данный момент.

---

*Сегодня я буду медитировать, используя эти слова, и
благодарить за каждый вдох.*

22 августа

Каждый слишком стар для чего-то, но нет таких,
кто слишком стар для всего.
—ГАРСОН КАНИН

Пока я курил, многие вещи давались мне с трудом. За что-то я и вовсе не брался, вне зависимости от возраста. Я не ходил в театры, музеи, библиотеки и другие места, где запрещено курить.

Раньше курение было более социально приемлемым, чем сейчас. Я даже помню, как можно было попросить в больнице палату для курящих. Доктора и медсёстры курили вместе с пациентами. Не удивительно, почему мне было трудно осознать угрозу для здоровья. Это полностью переворачивало мои представления. Многие годы я воспринимал в штыки официальную статистику. Мне не хотелось верить, что всё могло измениться за столь непродолжительное время моей жизни.

Теперь, поскольку я не курю, я наслаждаюсь местами, где нельзя курить, а также природой. Я подолгу прогуливаюсь в замечательных парках и лесах, зная, что не порчу дымом окружающую среду. Я действительно многому научился с тех пор, как перестал курить. Я чувствую себя как распускающийся навстречу миру весенний цветок. Я горю желанием попробовать вещи, которые раньше меня не привлекали: тай-чи, йогу и пение. Весь огромный мир передо мной, и я люблю каждый миг этой новой жизни.

Сегодня я стремлюсь познать новые вещи, в особенности с тех пор, как могу снова дышать.

23 августа

Если вы постоянно говорите, что всё будет плохо,
у вас есть приличные шансы стать пророком.
—ИСААК БАШЕВИС-ЗИНГЕР

Я, конечно, не пророк, но иногда поддаюсь упадническим настроениям. Некоторые убеждали меня, что бросить курить невозможно. А другие говорили "Если ты действительно хочешь бросить, то просто выброси пачку и покончи с этим". Я прислушивалась к любым советам на эту тему, даже от тех, кто никогда не курил.

Попыток бросить у меня было много, и мне удавалось продержаться несколько часов, а иногда и пару дней. Самое долгое—три месяца. Я начала верить негативу, потому что ещё не знала об Анонимных Никотинозависимых и не осознавала, что группа поддержки кардинальным образом изменит всё в моей жизни. Я могла себе позволить все, что угодно из того, что лежало на полках магазинов, но в чём я действительно нуждалась—это группа поддержки, Двенадцать Шагов и Высшая Сила.

Слоган "по одному дню за раз"—один из тех, что больше всего помогают мне. В этот раз, когда я перестала курить, я сказала своей семье: "Не знаю как насчёт завтра, но сегодня я не буду курить". Каждую ночь перед сном муж говорил: "На твоём счету ещё один день! Я так горжусь тобой!". Эти слова значили для меня невероятно много.

Сегодня я благодарю свою Высшую Силу за людей, которые знают, о чём говорят, и помогают мне пройти через трудности.

235

24 августа

Мы обнаружили, что употребление никотина больше, чем просто вредная привычка—это симптом того, что наши жизни вышли из-под контроля и стали неуправляемы. Разрушительные аспекты нашей зависимости выходили далеко за пределы очевидного вреда, который мы причиняли нашим телам.

—КНИГА АНОНИМНЫХ НИКОТИНОЗАВИСИМЫХ

В Первом Шаге мы начинаем быть честными с самими собой и признавать роль, которую никотин играет в нашей жизни, и то, как он незаметно контролирует все её аспекты: кого мы выбираем в друзья, как работаем, какие рестораны посещаем, кого подвозим на автомобилях. Авиаперелёты измерялись в том, на какое расстояние можно полететь без сигарет. У нас вызывали опасения долгие совещания на работе без возможности выйти покурить.

Первому Шагу предшествует ещё один более основополагающий Шаг—тот, что мы сделали много лет назад, но осознали только сейчас. Это—Нулевой Шаг, который звучит так: "Это должно прекратиться".

Сегодня я осознаю, что могу начать заново в любое время, когда захочу.

25 августа

Всегда помните, что ваша собственная решимость
преуспеть важнее, чем что-либо другое.
—АБРАХАМ ЛИНКОЛЬН

Я очень любил курить. Я был готов на всё ради сигареты! Все годы, что я кормил свою зависимость, я знал, что это убивает меня. В самом деле, я тысячи раз насквозь пропитывал себя никотином, чтобы снять тревогу либо отметить радостное событие, в то же время осознавая, насколько это смертельно опасно. Я вёл себя как человек, смирившийся с фактом неминуемой смерти с сигаретой в зубах или от последствий курения. Мы с никотином согласились быть вместе "пока смерть не разлучит нас".

Спустя несколько лет мы с приятелем Тедом обсуждали разные любовные темы. Он спросил меня: "Как думаешь, что есть противоположность любви?". Я ответил: "Конечно же, ненависть". Тед объяснил мне, что на самом деле это—безразличие, тем самым открыв мне новую грань осознания.

Вот к чему я пришёл с никотином. Наконец, после стольких лет, когда я делал всё, что в моих силах, чтобы контролировать зависимость, я обрёл новое отношение—безразличие. Никотин больше не представляет для меня никакой опасности.

*Сегодня я осознаю, что есть лишь одна вещь, которую я могу
контролировать, и это моё восприятие. Моя цель—достичь
позитивного отношения к жизни.*

Мы пробудились от употребления никотина, этого
медленного самоубийства, когда наши души были
поглощены безбрежным океаном отвращения к
себе и сметены бесконечными волнами тяги,
страха и поражений.
—КНИГА АНОНИМНЫХ НИКОТИНОЗАВИСИМЫХ

Я обрёл готовность, когда продолжать курить стало страшнее, чем
бросить. Иногда страх определяют как противоположность вере.
Мне сказали, что если у меня самого пока нет веры, то я могу
просто поверить, что она есть у других. Я пробовал множество методов,
и ни один из них не помог мне. Я не мог остановиться сам. Без всяких
сомнений, я не смог бы сделать это без людей в Анонимных
Никотинозависимых, у кого была вера.

Они верили, что я смогу пережить каждую тягу. Они сказали, что
тяга пройдёт независимо от того, закурю я или нет, и я помню их лица в
тот момент, когда я впервые пережил это. Мне было страшно говорить
им, что я снова закурил, но я "выносил это на свет" и таким образом
избавился от страха неудачи. Я рассказывал об этом не с вызовом, а со
смирением. На собраниях я нашёл людей, которые справлялись с тягой,
страхами и с прошлыми неудачными попытками. Я научился верить. В
конечном счёте я был готов встретиться с жизнью лицом к лицу.

Сегодня я выбираю жить с верой и вместе с Высшей Силой
встречаться с жизнью лицом к лицу.

27 августа

Когда я предстану перед Богом в конце жизни,
надеюсь, что у меня не останется ни капли
нереализованных талантов, и я смогу сказать: «Я
применила всё, что Ты дал мне».

—ЭРМА БОМБЕК

Когда я только начинал своё путешествие к выздоровлению от никотиновой зависимости, у меня была и жизнь меньше, и мир меньше, и Высшая Сила меньше.

Места, где я могу находиться, определялись возможностью покурить. К примеру, я не мог зайти в теплое здание, спасаясь от гнетущего холода. Моя жизнь была привязана к курящим друзьям и их расписанию. Я избегал некурящих компаний и мест, где нельзя курить.

Сейчас я должен признаться, что остаться в мороз внутри тёплого здания и никуда не выходить — было за пределами моих самых смелых мечтаний. А 12-часовой перелет в экзотические места на другом конце Земли невозможно было и представить.

Путешествия лишь одно из многих невероятных переживаний, которыми я наслаждаюсь, потому что свободен от зависимости и тяги.

Сегодня волнующий новый мир — мой, если я выбираю открыться новому опыту.

28 августа

Идите вглубь себя—стучите, просите сердце
знание открыть.
—УИЛЬЯМ ШЕКСПИР

Когда я участвую в собрании по 11 Шагу, почти каждое
выступление я начинаю со слов, что это мой любимый Шаг. Я
бы никогда не попал к Анонимным Никотинозависимым, если
бы не просил об этом в своей утренней молитве.

Сейчас у меня чуть более 14 лет чистоты. Я ощущаю, что был бы
несовершенным без молитвы и медитации. Я молюсь принимая душ, в
машине, в течение всего дня. Я также активно медитирую так много, как
только могу. И просто смотрю, слушаю, чтобы увидеть или услышать
послания от моей Высшей Силы, которая ведёт меня к лучшей версии
меня самого—такому, каким я могу стать. Практика молитвы и
медитации—это способы, которыми я ищу Бога и обретаю то, что Он
для меня приготовил.

*Сегодня я буду осознанно искать мою Высшую Силу, чтобы
обрести самое лучшее, что может предложить мне жизнь.*

29 августа

Господи, даруй мне возможность не столько
искать утешения, сколько утешать, не столько
искать понимания, сколько понимать, не столько
искать любви, сколько любить. Ибо только
отдавая, обретаешь.

—СВ. ФРАНЦИСК АССИЗСКИЙ

В своей жизни я получала любовь и от семьи, и от друзей—они любили меня, как могли. Но я никогда по-настоящему не пускала любовь. Я пришла к Анонимным Никотинозависимым не для того, чтобы найти любовь. Я уверена, что Бог всегда меня любил. Но и любовь Бога я не впускала глубоко. Я основательно защищалась.

На собраниях постоянно присутствовала любовь. Я видела, что вы слушаете меня без осуждения. Вы обнимали меня и вдохновляли словами "продолжай приходить на собрания". Такие действия членов группы помогли мне осознать, что я могу открыться принимающей любви. Я тоже начала проявлять любовь, делая что-то для вас. В конце концов, спустя годы я начала любить себя. Сейчас я могу посмотреть в зеркало и совершенно искренне сказать: "Я люблю тебя". Или могу спокойно находиться в одиночестве и быть уверенной в своей привлекательности.

Сегодня я знаю, что наполняюсь любовью сама, когда отдаю её другим.

30 августа

Моя задача не переделать себя, а сделать лучшее
из того, что уже создал Бог.

—РОБЕРТ БРАУНИНГ

Я не верю, что человек обладает безграничной мудростью, поэтому и отдал все мои трудные ситуации и нерешённые проблемы Богу. Я радуюсь, зная, что Богу всё под силу. Анонимные Никотинозависимые возродили во мне надежду, когда я уже готов был сдаться.

Надежда—дух неизвестности, моей человеческой сущности, моего восприятия настоящего. Разрушать себя тяжелым табачным стимулятором–депрессантом было безумием, болезнью. В конце концов, в очередной попытке отказаться от этого наркотика, я стал осознавать, что не могу справиться сам.

Но поскольку я всё же верил в Бога, мне казалось, что каким-то чудом я начну уважать себя. Когда я рос, слова уважение даже не было в моем лексиконе, тем не менее, идея самоуважения вызывала острое любопытство, и я надеялся когда-нибудь его достичь. Поддержка и терпение группы позволили мне воплотить в жизнь эту мечту, казавшуюся несбыточной. По мере того как я налаживал контакт с самим собой, укреплялись и мои отношения с Богом.

Сегодня я живу надеждой, что могу положиться на мою Высшую Силу, которая поддержит меня в любой ситуации.

31 августа

Говорите, что думаете, но делайте это
доброжелательно.
—АНОНИМНЫЙ КУРИЛЬЩИК

Когда я в конце концов отказался от курения и расчистил дорогу своей жизни, освободив ее от никотина, у меня появилась склонность выступать в роли праведника перед другими зависимыми.

Когда я это осознал, то напомнил себе, что ещё недавно был таким же заядлым курильщиком, и мне нужно говорить с другими в мягкой, сочувствующей манере. Безусловно, это мое право—дышать чистым воздухом, и можно попросить, чтобы при мне не курили, но озлобленность ни к чему. Быть гневливым праведником—не самая привлекательная черта для выздоравливающего курильщика.

Вступая в новый день, я должен помнить, что это великое благословение—обрести свободу от зависимости и начать выздоравливать. Когда в душе благодарность, невозможно быть злобным. Впредь я должен помнить: мои мысли и слова влияют на то, как я проживу этот день. Я буду добрым в мыслях, словах и поступках.

Сегодня я молюсь о сочувствии к другим и благодарю Бога за то, что я "счастливый, радостный и свободный".

1 сентября

> Когда вы берёте ответственность за себя, в вас
> пробуждается вкус к воплощению мечтаний.
>
> —ЛЕС БРАУН

Я испытываю побуждение закурить, но только в эту секунду, эту минуту, этот час, этот день—я не хочу курить.

Когда я думаю о том, чтобы покормить свою зависимость, или когда у меня возникает тяга, я повторяю это как мантру. Если вначале кажется, что это не работает, я всё равно продолжаю повторять эти слова, и в итоге это помогает мне воздержаться от закуривания. Я также хожу на собрания каждую неделю и делюсь своей мантрой с другими участниками группы.

Сегодня я найду время использовать инструменты Программы.

2 сентября

Розе лучше всего быть розой. Лилия прекрасно
справляется с ролью лилии. А ты! Только
посмотри: это лучший ты во вселенной!
—БРУШ ДЭНС

В процессе работы по Шагам нельзя не заметить своей уникальности. Поначалу мне было не по себе перечислять только свои недостатки. Но потом я также записал и свои достоинства, сильные стороны. Когда я делюсь своим "опытом, силой и надеждой" на собраниях, я открываю свою глубинную сущность, и, как правило, есть хотя бы один человек, которому откликается то, что я говорю. Бесценный дар! Любовь к себе—это часть моего исцеления от зависимости.

Сегодня я буду благодарен за свою уникальность и достоинства.
Я знаю, что это дар, которым я могу поделиться.

3 сентября

Люди забудут, что вы говорили и делали, но они
никогда не забудут, какие чувства вы у них
вызвали.

—МАЙЯ АНЖЕЛУ

Так и есть. Почему мы столько беспокоимся о себе, о том, что мы сказали или сделали не так? Если вы будете беспокоиться об этом, у вас никогда не будет времени сосредоточиться на ком-то, кроме себя. Только когда мы поистине бескорыстно отдаём себя, своё время, присутствие, ответные чувства — это действительно запоминается. Настоящими дарами являются лишь два: с любовью протянуть руку помощи и забыть о себе.

Сегодня я постараюсь отдать частичку себя тому, кто страдает.

4 сентября

Когда темнота набирает обороты, становятся
видны звёзды.
—РАЛЬФ ВАЛЬДО ЭМЕРСОН

Мне было свойственно бесконечно копаться в негативе и
самобичевании. Если что-то шло не так, я был уверен, что
заслуживаю этого, и каким-то образом получаю наказание за
свои ошибки.

Теперь я учусь тому, что иногда происходит что-то, что я не могу
контролировать, и это нормально. Мне не нужно стремиться избавиться
печали или неудач, которые случаются со мной. Вместо этого я ищу
звезды и думаю, какой положительный урок из всего этого я могу
извлечь? И тогда мои перепады настроения и жизненные перипетии уже
не кажутся такими трудными, какими выглядели изначально. Я так рад,
что сегодня у меня нет потребности курить.

*Сегодня я буду искать положительные стороны даже в самой
непростой ситуации.*

5 сентября

Как жаль нетерпеливых!

—УИЛЬЯМ ШЕКСПИР

Я стояла в очереди в супермаркете, и это была самая кошмарная очередь в мире. Передо мной какой-то псих никак не мог справиться с кошельком и понять, сколько нужно дать денег, кассир была вне себя. После длительной заварухи наконец подошла моя очередь. Я была спокойна и невозмутима. Кассир уставилась на меня, должно быть, полагая, что я святая. "Ого",—воскликнула она, шокированная моей безмятежностью. Ей было невдомёк, что моя мать умирала от рака и уже седьмой месяц находилась на пороге жизни и смерти. Я навещала её ежедневно. Ожидание в очереди не прибавило ничего существенного к моим невзгодам. На тот момент это было самым незначительным поводом для беспокойства.

Сегодня я буду помнить, с каким нетерпением я предвкушала следующую возможность покурить, и буду радоваться тому, что теперь могу ждать немного дольше.

6 сентября

Впитывание информации напоминает прогулку по
росе – рано или поздно обувь промокает.
—ВАНДА ХЕННИГ

Когда я услышал эту фразу, меня поразила мысль: вот зачем я
хожу на собрания, и вот почему в конечном итоге это работает!
Я видел много людей, кто начинал ходить на мою домашнюю
группу, а потом переставал. Те же, кто приходили и оставались, в итоге
переставали курить. Сила программы в том, чтобы "продолжать
приходить на собрания". В конце концов ты «пропитаешься».

---

*Сегодня я молюсь за тех никотинозависимых, кто всё ещё
страдает. Я буду протягивать руку помощи, чтобы помочь ему
или ей прийти на собрание.*

7 сентября

> Погоня за совершенством часто препятствует
> прогрессу.
>
> —ДЖОРДЖ УИЛЛ

Я очень занятой человек, у меня пробивной характер и я много говорю. Я провожу слишком много времени в компьютере и общаясь по телефону. Я либо забываю поесть, либо переедаю, сплю слишком много либо слишком мало. Я либо вспыльчив и агрессивен, либо слишком пассивен и безропотен. Я не занимаюсь спортом, ем слишком много сахара и пью слишком много кофе.

Мне свойственна такая двойственность: чёрное или белое, депрессия или эйфория, всё или ничего. Я забываю, что совсем недавно бросил курить, и моё тело и ум проходят период очищения от всех химикатов и ядов, которые я вводил в них ежедневно и ежечасно.

Когда мой спонсор, друзья или товарищи по сообществу Анонимных Никотинозависимых напоминают мне, что я только недавно бросил, я стараюсь к этому прислушаться и расслабиться. Я вспоминаю слоган "отпусти, пусти Бога" и позволяю Высшей Силе позаботиться обо мне и о всех обстоятельствах жизни. Я возвращаюсь к первым трём Шагам и принимаю своё бессилие. Есть Сила более могущественная, чем я, и я принимаю решение перепоручить мою волю и жизнь этой Силе.

Сегодня я могу начать действовать компульсивно, но потом напоминаю себе: "отпусти, пусти Бога".

8 сентября

Важно не то, в каком мире мы живём, а то, какой
путь мы в нём выбираем.
— МЭНЛИ П. ХОЛЛ

Есть такие места и ситуации, которые «включают» память моей
нервной системы. Одна из таких ситуаций для меня — пассивное
курение.

Многие месяцы меня мучил страх сорваться, если рядом будет
кто-то курить, пока мудрость моей Высшей Силы в конце концов не
привела меня к ясному пониманию того, что нет нужды одержимо
бояться срыва. Несмотря на то, что в памяти порой всплывают прошлые
образы меня курящего, это вовсе не означает, что я вновь закурю.

Моей зависимости очень хочется заставить меня поверить, будто я
непременно закурю и вернусь к никотиновому рабству и
саморазрушению, поскольку вокруг столько курящих людей. Но это не
так. Я не хочу дышать ядовитым сигаретным дымом, хотя порой этого
сложно избежать. С тех пор, как я признал свое бессилие, ключом к
решению проблемы стало принятие ситуации.

Я представляю, что есть целое сообщество людей в Анонимных
Никотинозависимых, кто не возвращается к смертельной никотиновой
удавке несмотря на то, что вокруг многие курят. Я вспоминаю, что мой
спонсор остается чистым, также как и многие из Анонимных
Никотинозависимых, мои наставники и друзья, — все они остаются
чистыми "по одному дню за раз". Сотни Анонимных
Никотинозависимых, кто остается в чистоте, не могут ошибаться.

*Сегодня я буду молиться о душевном покое, испытывая
сострадание к другим.*

9 сентября

Не всегда мы будем наслаждаться миром и
покоем, но беды и разрушения тоже не вечны.
Пожар дотла сжигает степную траву, но она вновь
прорастает летом.

—МУДРОСТЬ МОНГОЛЬСКИХ СТЕПЕЙ

Бросить курить для меня было все равно, что войти в закрытую дверь. Но однажды получилось. Я курил 17 лет по пачке в день, и вот, как-то в 11 часов утра я решил больше не курить. Просто для того, чтобы посмотреть, что будет, — попробовать. У меня было ощущение, что Бог похлопывает меня по плечу и говорит: "Дыши. Стань собой". Это я и сделал. С того момента я изменился, и мир открылся навстречу мне. Я становлюсь собой — таким, каким меня задумал Бог. Дымовая завеса рассеялась, мир стал чище, а я стал частью жизни. Это настоящее чудо.

*Сегодня я буду помнить: свобода от курения — это чудо, и я
приму от Бога этот дар дыхания и жизни.*

10 сентября

Свет в душе рождает красоту в человеке. Красота
в человеке рождает гармонию в доме. Гармония в
доме рождает порядок в стране. Порядок в стране
рождает мир во всем мире.

—КИТАЙСКАЯ ПОСЛОВИЦА

А что если действие, совершенное мной, отражается во внешнем
мире и воздействует на него? Я понимаю эту пословицу так, что
мир—это сообщество людей и каждый отдельный человек, с кем
я вступаю в контакт. Сколько раз что-то сказанное кем-то при встрече
глубоко затронуло меня и дало мне возможность увидеть ситуацию в
новом свете, и, таким образом, я осознавал то, чего боюсь, что меня
тревожит, что причиняет боль. И, кто знает, может быть, человек,
который соприкоснулся со мной, окажет воздействие на других людей, и
мой опыт пригодится. Возможности бесконечны. То, чем владеем мы,
может быть ценным для кого-то еще. Мы обязаны делиться этим.

*Сегодня я отпущу свою застенчивость и внутреннюю
неустойчивость, и смогу поделиться с другими моим "опытом,
силой и надеждой".*

253

11 сентября

Празднуй любое событие.

—НЕИЗВЕСТНЫЙ

Я не уверена, моя ли это цитата или я где-то это прочитала. Это то, к чему я пришла два года назад вместе с моим парнем. Он выздоравливал по другой 12-шаговой программе, и мы прошли через большие изменения, которые сопровождались большими периодами непонимания и трудностей (зачастую это взаимосвязано).

Чтобы справиться с гневом, разочарованием, невозможностью получить желаемое и страхом, мы начинали наши обсуждения с фразы: "Итак, мы ведь договорились любое событие отмечать как праздник, так что ..."

Это очень помогает мне оставаться в благодарности за выпавший мне шанс находиться в этом мире, испытывать хорошие и плохие чувства, счастье, печаль и т.п.

Сегодня я буду искать возможности победить один из моих страхов. Я верю, что смогу это сделать, помощь придет.

12 сентября

Если хочется в чем-то сомневаться, сомневайтесь
в границах ваших возможностей.
—ДОН ВОРД

Теперь, когда я бросил употреблять никотин, я смог внимательнее присмотреться к себе. Поразительно, как сильно я ограничиваю себя, при том что обладаю невероятными возможностями. Если я считаю, что ничего не стою, то буду только ждать одобрения со стороны других людей. Но если я каждый день буду расширять веру в имеющиеся у меня возможности, представьте только, какие удивительные вещи могут произойти! Так, может быть, стоит прекратить сомневаться в себе и начать сомневаться в пределах собственных возможностей?

Сегодня я хочу видеть, каким образом я ограничиваю себя, и постепенно освобождаться от ограничений, представляя беспредельные возможности своей жизни.

13 сентября

Если вашей единственной молитвой будет слово
"благодарю", этого будет достаточно.
— МАЙСТЕР ЭКХАРТ

С тех пор как я начал ходить в Анонимные Никотинозависимые, я постоянно говорю "спасибо". Спасибо вам. Спасибо за еще один день свободный от никотина. Спасибо, что пришли на группу сегодня и поддержали меня, у меня был тяжелый день. Спасибо за молитву о Душевном покое, которая проходит теперь через все мои дни. Спасибо за поддерживающие книги и брошюры, за ваши смешные истории, за полезные напоминания.

У меня есть множество способов молиться: сидя скрестив стареющие ноги, преклоняя мои скрипучие колени, слушая тишину, прогуливаясь на природе, присоединяясь к церковной общине, петь с друзьями, призывая, чтобы мир распространился по нашей маленькой земле.

Джон Кеннеди как-то сказал: "Мир—это ежедневный, еженедельный, ежемесячный процесс". Так и есть, пригласить мир в свою жизнь—это ежедневный процесс для каждого выздоравливающего.

Сегодня я помолюсь о мире в душе и произнесу слова благодарности.

14 сентября

Сострадание—это прощение других, мудрость—
прощение себя.
—БУДДА

Когда я приступил к работе по Шагам с 4 по 10-й, мне было очень тяжело составлять список своих сильных сторон и достоинств. Перечислять свои дефекты было легко: это было похоже на церковную литанию (*Литания—молитва в христианстве, состоящая из повторяющихся коротких молебных воззваний.—прим. перев.*): "У меня есть этот дефект, и ещё вот этот, и ещё этот". Но было намного труднее сказать "я горжусь тем, что ...", или "я хорошо умею делать вот это ...". Когда пришло время исправляться, так сложно было простить себя (да и сейчас мне это даётся с трудом). Мне нравится напоминать себе, что прощение себя—неотъемлемая часть работы по Шагам. Конечно, порой я совершаю ошибки, но я начинаю с чистого листа, и для того чтобы расти, мне необходимо отпустить ненависть к себе.

*Сегодня я буду использовать свои сильные стороны и
достоинства и благодарить за них мою Высшую Силу.*

15 сентября

Прошлой ночью мне снова снилось, что я курю.
— АНОНИМНЫЙ НИКОТИНОЗАВИСИМЫЙ

У меня уже больше пяти лет чистоты от никотина, но я всё ещё вижу сны, в которых курю. Что это означает? Почему так случается? Я понял, что всегда буду зависимым, и не имеет значения, сколько лет пройдёт с того момента, как я бросил курить. Даже если я не осознаю этого, часть меня всё ещё хочет вернуться к употреблению никотина, когда я испытываю боль, страх или злость. Я стал рассматривать эти сны как напоминания о том, что я всегда буду оставаться никотинозависимым. Но день за днем, благодаря милосердию моей Высшей Силы, я также напоминаю себе, что сегодня у меня нет потребности в никотине.

Сегодня я мечтаю оставаться "счастливым, радостным и свободным", и с помощью Высшей Силы эта мечта воплощается в реальность.

16 сентября

Я прощаю себя за то, что осуждаю свои чувства.
Я прощаю себя за то, что расстраиваюсь и теряю
контакт с самим собой.
Я прощаю себя за все ошибки, которые совершил,
а также за те, что совершаю сейчас и совершу в
будущем.
Я прощаю себя за то, что считаю себя
недостойным.
Я наполнен любовью и излучаю свет.

—НЕИЗВЕСТНЫЙ АВТОР

В этой аффирмации затронуто так много вопросов. Прощение, в том числе прощение самого себя, — самый главный урок. Как часто я недоволен собственным поведением, казню себя за обычные ошибки, свойственные всем людям, и, более того, постоянно критикую себя! Как трудно разглядеть своё совершенство за всеми этими недочётами! Я тот, кому предназначено развиваться, именно это делает меня человеком, и это одна из самых больших радостей в жизни. Я могу учиться, расти, просить прощения и превращать свою жизнь в то, чем могу гордиться. Шаги, конечно же, очень помогают мне в этом, а также, напоминание о том, что я излучаю сияние, когда наполнен светом и любовью.

Сегодня я буду помнить, что я человек, и так же, как я люблю других, буду любим и я сам.

17 сентября

Страх и тревога могут быть инструментами
обучения.

—АНОНИМНЫЙ НИКОТИНОЗАВИСИМЫЙ

Однажды мне попалась книга, где говорилось об искусстве обучения — о людях, вещах и событиях, которые приходят в нашу жизнь, чтобы помочь нам расти.

Иногда это может быть болезненным. Воспринимать все те вещи, которые причиняют боль и страдания, как то, что помогает мне расти, — просто замечательно. Я смотрю в глаза своим страхам и спрашиваю себя, чего я боюсь. Возможно, если я смогу ответить на этот вопрос, то освобожу себя от ещё одного дефекта характера. Внезапно все те вещи, которых я избегал в жизни, стали моими соратниками и помощниками. Это настоящее освобождение.

Сегодня, если что-то пойдёт не так, я буду воспринимать это как урок, который следует выучить.

18 сентября

Святой — это грешник, который продолжает
стараться.

— БЕРНАР КАРЖЕ

Помнить о своих несовершенствах нормально, но важно при этом быть гуманным и уметь прощать. Никто из святых не был изначально совершенным. В каждом из нас есть праведность, и наше общение в сообществе Анонимных Никотинозависимых часть этого. Когда я работаю по Шагам, спонсирую других, занимаюсь служением, высказываюсь на собраниях, я продолжаю старания улучшить свою жизнь и делюсь этим опытом с другими. И оно того стоит — я никогда не остаюсь в минусе.

Сегодня я буду помнить, что, когда я стараюсь сделать все возможное для улучшения своей жизни и жизни других людей, я и сам становлюсь лучшей версией самого себя.

19 сентября

> Когда мы позволяем свету внутри нас изливаться
> наружу, мы неосознанно даём возможность и
> другим поступать так же. По мере того как мы
> освобождаемся от своих страхов, наше
> присутствие непроизвольно освобождает других.
> —МАРИАННА УИЛЬЯМСОН

Мне нравится ходить на собрания и слушать рассказы других о том, как они развиваются и преодолевают страхи. Когда я вижу их рост и то, как они разрушают границы старых убеждений, я тоже обретаю мужество поставить под сомнения свои страхи и ограничивающие меня идеи. Эта Программа через присутствие всех участников даёт так много каждому из нас. Мы помогаем другу другу и показываем своим примером, что жизнь без никотина возможна и что мы можем заменить употребление на любовь к себе, открытость, участие и мужество. Какой это великий дар!

Сегодня я позволю свету внутри меня изливаться наружу, чтобы осветить окружающим новые возможности.

20 сентября

Чувства пройдут, независимо от того, употребим
мы никотин или нет.
— КНИГА АНОНИМНЫХ НИКОТИНОЗАВИСИМЫХ

Явсеми силами пытаюсь обратить внимание на чувство, ощутить, пережить, а затем отпустить, не привязываясь к нему. Это относится к злости, крику на людей, эмоциональным срывам, разрушительным действиям, направленным на меня самого и (или) других людей, избеганию, сопротивлению, лени, страху, зависти, безумству в целом, да и просто ко всему, что не является чистотой и любовью.

Сегодня я буду обращать внимание на мысли и чувства и действовать согласно им, если они обоснованы, либо же отпускать. Это пройдёт, вне зависимости от того, закурю я или нет.

21 сентября

Настоящее путешествие и открытие состоит не в
том, чтобы стремиться находить всё новые
пейзажи, а в том, чтобы уметь по-новому увидеть
то, что окружает нас.
—МАРСЕЛЬ ПРУСТ

Мне понадобилось много времени и несколько срывов, чтобы я понял, что не смогу быть уверен в освобождении, пока не пойму, с кем именно я борюсь. Я вёл именно духовную борьбу и никакую другую.

Срыв сбросил меня обратно в яму и оставил по горло в грязи. Только теперь, оглядываясь назад, я вижу, что до этого меня довела борьба с собственными ценностями. Я говорил, что ценю своё здоровье и жизнь, но продолжал употреблять табак. Я говорил, что ценил группу Анонимных Никотинозависимых, но во время срыва я позволил гордыне и стыду отстранить меня от собраний.

Я знал, что есть Высшая Сила, которая готова помочь мне справиться со всем этим, но вместо того, чтобы обратиться за помощью, вынырнув из тьмы собственного отчаяния, я чуть было не позволил уложить себя на лопатки мыслям о том, что для меня никакой надежды не осталось и что я непременно умру от зависимости. Откуда берутся подобные мысли?

Только милостью своей Высшей Силы я дошёл до дна, где смог искренне прошептать: "Помоги мне". И это перевернуло мой мир.

Сегодня я буду помнить, что "прыжок веры" даёт огромную силу.

Ежедневник Анонимных Никотинозависимых

22 сентября
В жизни нужно усвоить две вещи: во-первых, не
делай того, чего не хочешь, и, во-вторых, делай
то, что хочешь.
—МАРГАРЕТ С. АНДЕРСОН

Я нахожусь в процессе знакомства с давно забытой частью себя—той, которая теперь освободилась от никотиновой диктатуры.

На исходе каждого дня я благодарна за свободу от того, что разрушает меня и моих близких. Мне больше не нужно следить, чтобы с собой всегда было достаточное количество сигарет и запаса хватило бы до завтра. Планируя провести вечер в компании друзей, я не просчитываю заранее, как улучить момент выскочить на перекур, а потом замести следы огромным количеством ментоловых конфет и парфюма.

Я испытываю ощущение свободы, куда бы я ни собиралась. Мне больше не нужно думать о том, хватит ли в сумочке места для пачки сигарет и зажигалки, не приходится беспокоиться о том, достаточно ли у меня сигарет на вечер и не оставит ли кто-то ненароком у себя мою зажигалку.

Остались позади времена паники и фрустрации, беспокойства о том, где найти место для курения. Сегодня я свободна от того, чтобы вонять как пепельница, и от ужасного ощущения жара в лёгких после ночи беспрерывного курения. Я свободна чувствовать себя хорошо. Я свободна.

Сегодня я радуюсь свободе.

23 сентября

"Начни Сейчас"—эти два простых слова могут
изменить всё.
—МЭРИ С. КРОУЛИ

Никогда не думал, что признаю это, но когда я курил, мне казалось, что всё под контролем. Я говорил людям, что курю, потому что мне нравится это делать. Я не осознавал, что курю, потому что завишу от этого, и что никотиновая зависимость отнимала у меня всю жизнь. Я повсюду брал с собой сигареты. Тогда ещё можно было курить в больницах—даже будучи пациентом можно было попросить принести пепельницу.

Но всё менялось, и курение стало неприемлемым. Новые правила расстраивали меня. Потом я понял, что вселенная готовит меня к новому путешествию. На работе ввели запрет на курение. Некоторые друзья перестали позволять курить в их домах. Ситуация менялась, но я не был готов измениться. Мне потребовалось время, чтобы принять тот факт, что я курю не ради удовольствия, а лишь потому, что никотин имел надо мной власть.

Теперь, когда я не курю, я осознаю, что все эти перемены в мире оказали мне огромную помощь. Они были крохотными, незаметными шажочками для подготовки к чистоте и тому, чтобы остаться в воздержании. Они готовили меня к тому, чтобы шаг за шагом начать свой путь к свободе. В то время я ещё не знал, что моим путём будут Двенадцать Шагов.

Сегодня я благодарен, что дал согласие на лучшую жизнь.

Ежедневник Анонимных Никотинозависимых

24 сентября
*Лифт к успеху сегодня не работает. Вам
придется идти по лестнице—по одному шагу за
раз.*
—ДОКТОР УЭЙН У. ДАЙЕР

Каждый раз, когда я начинал думать о том, чтобы бросить курить, я высматривал новейшие изобретения в поисках самого лёгкого способа. Мне не хотелось испытывать боль или дискомфорт отвыкания. Не стоит и говорить, что всегда находились новые продукты для таких как я. Думаю, что статья расходов на приобретение всяких средств по бросанию курить была такой же, как и расходы на сигареты.

Самое лучшее, что я нашел—это программа 12 Шагов. Да, я должен карабкаться—по одному Шагу за раз. Да, однажды я сорвался и начал всё сначала. Но я все еще чист от никотина—22 месяца. Я не занимаюсь подсчётами постоянно, я просто остаюсь чистым "всего один день". И помню, что нужно выражать благодарность каждый день, каждому человеку.

---

*Сегодня я буду помнить, что самое ценное действие—это один
шаг за один раз.*

25 сентября

Величие человеческой силы в степени признания
своего бессилия.

— УИЛЬЯМ БУТ

"**Я** сдаюсь. Сдаюсь прямо сейчас". Это магические слова: они освободили меня из никотинового рабства.

Капитуляция — вот, что произошло, когда я честно признал, что зависимость — это болезнь. Огромная умственная, физическая и эмоциональная энергия вступила в борьбу, а я просто позволил этому случиться.

Капитуляция позволяет мне выйти из хаоса и сосредоточиться на новых стратегиях поведения. Я перенаправляю мою умственную энергию к помощи, которая приходит извне.

Возможно вы, как и я, знаете людей, которые умерли, пытаясь управлять зависимостью или взять её под контроль, вместо того, чтобы признать реальность — это никотин ими управлял.

Слово "зависимый" для меня больше не оскорбление. Это моя сущность. Но быть зависимым вовсе не означает идти на поводу у зависимости.

Сила приходит через принятие и капитуляцию.

Сегодня я постараюсь любить себя настолько, чтобы не играть второстепенную роль, а сделать шаг к блестящему исполнению своей.

26 сентября

Давайте приучать наши мысли желать того же,
чего требует ситуация.
—ЛУЦИЙ АННЕЙ СЕНЕКА

Когда я успешно бросил курить сигареты, наступило время отказаться и от употребления препаратов, содержащих никотин. Это было очень сложное время для меня: я боялся остаться без никотина, как когда-то боялся остаться без сигарет.

Мне предложили написать своими словами собственную молитву Третьего шага. Я написал очень важную для меня молитву и решил напечатать её на маленьких карточках, которые разложил по дому на видных местах, чтобы не забывать молиться в течение дня.

Перепечатывая текст, я допустил ошибку, но поскольку с точки зрения орфографии все было правильно, программа проверки ничего не нашла. Во время молитвы, к моему ужасу, вместо строчки "я готов попросить о помощи", я написал "я *не* готов попросить о помощи". Я был в шоке! Неужели мое подсознание таким способом хочет научить меня чему-то?! Это заставило меня задаться вопросом: действительно ли я хочу просить о помощи?

Я решил перепечатать карточки так: "Я (готов ЛИБО не готов) попросить о помощи". Теперь, читая мою замечательную молитву Третьего Шага, я каждый раз должен делать выбор.

Сегодня я попрошу мою Высшую Силу помочь мне сделать правильный выбор.

27 сентября

Развитие души, как и жемчужины, начинается с
болезненного раздражения.

—РОКЕЛЬ ЛЕРНЕР

Оглядываясь назад, на прожитую жизнь, я понимаю, что если бы я
не пережил тяжёлые времена, то не узнал бы и удивительные
вещи, к примеру, какой большой силой я, оказывается, обладаю.
Если бы я не прошел через ряд неудач и несчастий, то не осознал, что
очень редко проявляю терпение, настойчивость и зрелость. В конце
концов, моя выносливость—это плод испытаний и ошибок, которые я
преодолел.

Стал бы я сознательно выбирать развод, потерю работы, ужасный
диагноз?! Однако, иногда именно те вещи, которых я боялся больше
всего на свете, были билетом в совершенно иной мир, и попасть туда
можно было только таким путём.

Выздоровление повело меня новой дорогой—я оказался в таких
местах, которые не мог себе и представить. Оказалось, что мне больше
не приходится подолгу ожидать свободного места в ресторане или
отменять поездку родственникам, лишь потому что она предполагает
четырёхчасовой перелёт.

Да, самые важные подарки в выздоровлении очень просты, но мне
безумно приятно осознавать, что я преодолел то, что раньше меня
сковывало. Теперь оковы спали, и я пойду дальше в этом направлении.

*Сегодня я приветствую выпавшее на мою долю испытание, ведь
всё, что нас не ломает, делает нас сильнее.*

28 сентября

Все зависит от того, куда устремлены наши
желания.

—ЭНРИКО МАЛАТЕСТА

Раньше я сопротивлялся изменениям. Из-за страха неизвестности мне не хотелось ничего менять, так было привычнее. Сейчас, благодаря программе 12 Шагов Никотинозависимых, я научился позитивно смотреть в будущее. Теперь я встречаю изменения уверенно, без страха, возникающего от саможалости, а неожиданные перемены вызывают во мне радость и благодарность, вместо былого раздражения и недовольства.

Моя жизнь была неуправляемой, я был рабом никотина. Когда я принял окончательно решение "препоручить мою волю и жизнь Богу, как я понимал Его", и попросил забрать одержимость никотином, Бог сделал это. Теперь я не хватаюсь за сигареты, когда мне страшно, когда я злюсь или печалюсь. Вместо этого я смело встречаю свои чувства и проживаю их. Пусть я делаю это несовершенно—я всего лишь человек, но я расту, когда стараюсь отвечать на всё с безусловной любовью, принятием и благодарностью. Пока я сопротивлялся изменениям, я не мог видеть пользу, которую они мне приносят. Теперь же я ищу скрытые сокровища в том, что посылает мне Бог.

*Сегодня у меня есть выбор, как реагировать на каждую
ситуацию на моём пути, будь то обстоятельства или общение с
человеком.*

29 сентября

Победители берут на себя обязательства,
проигравшие — лишь обещают.
— ИНСТИТУТ КРЕАТИВНОГО ПОВЕДЕНИЯ

Как часто я обещал себе: "Я обязательно брошу курить, когда это (сюда можно поставить все, что угодно) кончится". Конечно, я хотел бросить, но все равно, где-то в глубине души, всегда оставлял дверь приоткрытой, чтобы моя зависимость могла ворваться без приглашения и выбить меня из равновесия.

В конце концов, я принял решение и захлопнул эту дверь. Я дал обещание только на один день. Я делаю это только сегодня. Пусть завтрашний день сам позаботится о себе.

Всякий раз, когда я говорю себе "я не могу", я пытаюсь разобраться, может быть, на самом деле это — "я не хочу". Между "не могу" и "не хочу" огромная разница.

Сегодня я спрошу себя, что я имею в виду, когда говорю "не могу".

30 сентября

Всему свое время, и время всякой вещи под небом

. . . .

—БИБЛИЯ

Это одна из тех цитат Библии, которая всегда побуждает меня к действию. Сейчас пришло время отказываться от никотина. Я курил в течение 31 года, и 28 из них я говорил себе, что брошу. Я выкурил последнюю сигарету 30 сентября 2003 года.

Спустя два месяца после этого, мне в руки попал список мест, куда можно обратиться за помощью. В списке был телефон Анонимных Никотинозависимых. Я позвонил по номеру, чтобы уточнить, где проходят собрания, ещё не зная, пойду или нет. Я нуждался в других людях, кому бы я мог сообщить, что не употребляю никотин с 30 сентября 2003 года. И группы Анонимных Никотинозависимых дали мне такую возможность.

Сегодня, когда мне необходимо, я обращаюсь за помощью и принимаю её.

31 июля

По-настоящему важны лишь несколько вещей.

—МАРИ ДРЕССЛЕР

Мне всегда нравилось читать, и я часто использовал чтение как способ сбежать от суровой реальности. В юности я читал, лёжа в кровати при свете уличного фонаря, и, бывало, не спал всю ночь, чтобы дочитать хорошую книгу.

В начале пути выздоровления я обнаружил, что мне сложно не спать по ночам и не хватает способности концентрации, чтобы читать так много. Мне было трудно сосредоточиться на сложных задачах. Я боялся, что никогда не смогу восстановить эту способность.

На собраниях я слышал, как другие говорили о недостатке концентрации. В конечном счёте они восстановили свой уровень способности к сосредоточению. И я тоже.

Также я научился брать паузу, когда мне нужно сосредоточиться. Мне сложнее сосредоточиться на задаче, которая мне не нравится. Я увидел, что использовал никотин, чтобы принудить себя выполнять задачи, которые мне не нравились, потому что другим это было нужно или они ожидали от меня выполнения этих задач.

Сегодня я свободен соглашаться на задачи, которые наполняют меня, вместо того чтобы принуждать себя отвечать нуждам других людей.

---

1 октября

> Мы слишком рано становимся старыми, и
> слишком поздно — мудрыми.
> — ФРЭНК КЕЛЛИ ФРИС

Если бы я только знала раньше то, что знаю сейчас, жизнь сложилась бы совсем иначе. В моей жизни есть место сожалениям.

"Если бы я не начала курить", "вот бы я не стала этого делать снова после беременности", "ах, если бы я не сорвалась после похорон матери" — я могу провести в подобных сожалениях целую ночь. К несчастью, иногда я могу оценить принятые решения только постфактум.

С самого начала я знала, что выздоровление — это решение, о котором я никогда не буду жалеть. Не имеет значения, насколько сложно или просто мне это давалось, в глубине своего сердца я знала, что это решение было, пожалуй, самым лучшим, самым здравым решением из всех, которые я когда-либо принимала.

Вспоминая свои срывы, я думаю о всех тех, кого похоронила — кто так и не успел принять это решение.

Сегодня я буду ценить верные решения и принимать результаты решений, которые оказались не такими, как я планировала.

2 октября

> Мы спрашиваем себя: кто я такой, чтобы быть
> блистательным, восхитительным, талантливым и
> потрясающим? На самом деле, вопрос вот в чём:
> кто вы такой, чтобы не быть таким! Вы—дитя
> Бога. Ваше самоуничижение не служит на благо
> мира.
>
> —МАРИАННА УИЛЬЯМСОН

Мне было трудно осознать, что я был одарённым и способным человеком. У меня была крайне низкая самооценка, и никотин всегда помогал мне почувствовать себя лучше в ситуациях, когда мне было не по себе.

Теперь, когда я больше не употребляю никотин и состою в сообществе Анонимных Никотинозависимых более пяти лет, я нахожу, что у меня есть лидерские способности. Люди на собраниях ценят мои идеи, я взял на себя служение и чувствую, что мне есть, чем делиться. Это очень приятное чувство. Я всё ещё стесняюсь своих умений и достоинств, но я работаю над этим.

Сегодня я постараюсь любить себя настолько, чтобы не играть второстепенную роль, а сделать шаг к блестящему исполнению своей.

3 октября

Мы должны быть способны использовать наши
особые дары на пользу дела.
—РИЧАРД ЛЕЙДЕР

Я восхищаюсь всеми этими талантливыми, креативными людьми, которых я встретил благодаря Программе. Полагаю, многие погибли прежде, чем их таланты успели окрепнуть и расцвести.

Я верю, что мы все приходим в этот мир с набором талантов и способностей, которые мы порой обнаруживаем только по прошествии лет. Зависимость заставляла меня верить, что я сильно обделён талантами и мне не о чем мечтать.

Мне было свойственно рассуждать о себе примерно так: "Ха, да ты ведь совершенно бесталанный человек, у тебя нет цели в жизни, так что даже не пытайся бросить курить, у тебя никогда не получится".

Теперь, когда я свободен от оков зависимости, я уверен, что мне всё под силу. Может, мне научиться играть на гитаре? Или ездить на горном велосипеде? А может, начать заниматься теннисом или рисованием? В моей ладони горсть семян творчества, которые я готов посадить. Более того, я вижу в себе способность вдохновить на это и других людей.

Сегодня я буду уважать свои мечты и спрошу себя: "А почему бы и нет?".

4 октября

> То, чего мы не знаем, не пугает нас. Мы боимся,
> что закончится то, что мы знаем.
> —ДЖИДДУ КРИШНАМУРТИ

Раньше я частенько ловил себя на страхе некоторых прошлых ассоциаций с никотином. Бывало, я буквально впадал в ступор от страха, хотя у меня всегда был выбор. Годами я поддавался страху остаться без сигарет, пока не осознал, что курю уже две трети жизни.

Мне не обязательно застревать в своем страхе. Если бы то, чего я боялся, было правдой, то я, как впрочем и остальные участники Анонимных Никотинозависимых, так и не смог бы пережить свой первый день без никотина (ведь я верил, что это невозможно!). То же самое относится и к первому празднованию без сигареты Дня Рождения или Нового Года, первому путешествию в места, где я раньше курил, и проживанию любых других событий.

Теперь, когда я не гашу эмоции никотином, я учусь проживать и принимать их все, в том числе чувство страха. Старые воспоминания постепенно заменяются новыми впечатлениями о том, как я глубоко дышу, свободный от никотина и всего, что с ним связано. Слава Богу!

Сегодня я поразмышляю о готовности, ощутив которую, я отпустил страх жить без никотина. Я позволю этой готовности работать на меня и в других областях жизни.

5 октября

Чтобы обрести душевный покой, сними с себя
обязанности руководителя вселенной.
— ЛАРРИ АЙЗЕНБЕРГ

Как много раз я пытался контролировать употребление табака и проигрывал — десятки, сотни, тысячи раз!

Контролировать зависимость — это словно пытаться посадить облако в клетку и удивляться, что оно не даёт дождя. Точно также я пытался контролировать людей, места и ситуации, но и это тоже не работало.

Мне было свойственно говорить: бросить не сложно, я сделаю это, как только захочу. Просто я всё никак не получал того, что, как я думал, мне требуется получить прежде, чем я буду бросать: мои дети должны были прекратить доставать меня, моя работа должна была стать менее напряжённой. Бла-бла-бла-бла-бла.

Сколько лет прошло с тех пор? Я обнаружил, что этот подход не работает в жизни. Альтернативой этому стало обретение свободы. Я отпустил контроль, отказался от своей присказки "я могу бросить, когда захочу, просто ещё не время" и стал смиренно слушать, действительно внимательно слушать, что говорят те, кто уже прошёл через это.

И я понял, что в сложные времена мог взять телефон и позвонить кому-то или поделиться с ними своими трудностями по электронной почте. Я перестал пытаться справиться своими силами. Я отпустил контроль и с огромным облегчением сказал себе: "Это нормально не иметь ответов на все вопросы".

Сегодня я буду искать принятия, мужества и мудрости.

6 сентября

Я разучился улыбаться, Но не переживай:
Одуванчик умеет.
—ТИЧ НХАТ ХАНХ

Когда мне трудно из-за тяги, искушений, негодования или проблем, мне нужен лишь миг благодарности, чтобы выйти из-под этого заклятья и вновь обрести надежду. Это освобождает меня, и я вновь напоминаю себе о необходимости делать действия, которые возвращают меня к программе: посидеть на солнышке, пройтись, провести время с любимым человеком или просто сесть и написать десять вещей, которые я выбираю, чтобы стать счастливее—всё это может коренным образом изменить ход моего дня.

Сегодня я буду помнить: надежда рождается из благодарности.

7 октября

Бог—это совокупность сил, окружающих меня и
всегда готовых прийти мне на помощь.
—ОДИН ИЗ УЧАСТНИКОВ АНОНИМНЫХ НИКОТИНОЗАВИСИМЫХ

Бог любит меня. Я знаю это, потому что Он дал мне силы прекратить курить "по одному дню за раз". Он всегда рядом, чтобы ни случилось. Я прошу Его помочь мне во всём без исключения, и когда я делаю это (а мне следует это делать), всегда получаю помощь, любовь и поддержку. Благодаря этому мне удаётся расти.

*Сегодня я буду помнить о необходимости выпустить ситуацию
из своих рук и поручить её Богу.*

8 октября

> Вы тратите время на сомнения и страхи, хотя в
> этом нет никакой пользы. Лучше тратить время на
> путешествие внутрь себя, к тому голосу, который
> нуждается в вас, чтобы быть озвученным.
>
> —ЯН ФИЛЛИПС

Я учусь быть открытым к возможностям, которые Высшая Сила приготовила для меня. Иногда страх служит сигналом того, что мне нужно уделить внимание чему-то, возможно, настал момент остановиться и выбрать следующее действие, сменить курс.

Я заметил, что меня беспокоит дым от чужих сигарет, только когда у меня самого есть неудовлетворённые потребности: физические нужды или какие-то эмоции, которые я подавляю. В этом случае страх может помочь. Тем не менее, как и всё в жизни, у него есть оборотная сторона. Он также может быть для меня помехой.

Иногда страх — это просто чувство, и принять его — лучший способ обходиться с ним. Один из слоганов Двенадцатого Шага расшифровывает слово "страх" как "Ложь, Представляющаяся Реальной (англ: F.E.A.R. — False Evidence Appearing Real — Прим. перев.). Сколько раз я бездействовал, парализованный страхом! Я представляю, какой прекрасной могла бы быть моя жизнь, если бы я просто принял некоторые страхи и действовал вопреки им. Хорошая новость в том, что начать заново никогда не поздно, и теперь я учусь это делать.

Сегодня, когда я столкнусь с чем-то пугающим, я буду дышать и попрошу Бога помочь мне.

9 октября

> Любовь к ближнему во всей своей полноте может
> проявиться в простом вопросе: "Что с тобой
> происходит?"
>
> —СИМОНА ВЕЙЛЬ

Я пришел на первое собрание Анонимных Никотинозависимых по одной причине: хотел бросить употребление смертельного наркотика, который имел надо мной какую-то магическую власть. Я и подумать не мог, что в путешествии "работы по Шагам" я причалю к берегу 12 Шага, буду делиться своим "опытом, силой и надеждой" с другими, и это будет приносить мне столько радости.

Постепенно благодарность за мою новую свободу переросла в "донесение вести о выздоровлении". Когда я делаю кофе, готовлю помещение для собрания, отвечаю на телефонные звонки, обнимаю членов группы, всем этим я "доношу весть". Эти действия помогают поддерживать организацию и проведение собраний, чтобы новичкам было куда прийти.

Кто бы мог подумать, что делиться с другими подарками выздоровления будет так просто? Где я окажусь, если брошу ходить на группы или групп Анонимных Никотинозависимых больше не будет? Я учусь проявлять сочувствие к тем, кто еще страдает, и жить так, чтобы моя жизнь была примером и поддержкой для других.

Сегодня, проявляя сочувствие к другим, я поделюсь с ними
радостью.

10 октября

Если есть надежда, то не страшна
неопределённость.

—ДОКТОР БЕРНИ СИГЕЛ

Когда я впервые пришел на собрание Анонимных Никотинозависимых, то был крайне удивлен тем, что увидел. В большой комнате собрались люди, зависимые от никотина, которые, как и я, старались остаться чистыми. Нас объединяла решимость капитулировать перед Силой, более могущественной, чем мы сами. Многие дни, месяцы и годы мы делились своими успехами и опытом. Без сомнения, эта Программа стала для меня ключом к освобождению от самоистязания.

Мои трудности оказались не такими непреодолимыми, как я когда-то думал,—нужно было выйти за рамки своих желаний, и делать то, что делали впереди идущие. Теперь важно было крепко ухватиться за веру в то, что я увидел собственными глазами. Я научился молитвам, которые спасли меня бессчетное количество раз. Я научился взращивать безмятежность и любящее сердце. Я научился капитулировать перед Силой, более могущественной, чем я, и, что более важно, оставаться с ней в осознанном контакте.

Сегодня я понимаю, что работа, которая должна быть сделана, имеет определенные сроки. Полёт фантазии не может заменить кропотливой работы и усердия.

11 октября

> Основная причина, по которой люди не делают
> ничего нового, в том, что они хотят сделать всё
> безупречно с первого раза.
> —ПИТЕР МАКВИЛЬЯМС

Я осознал, что бессилен перед никотином, что зависимость полностью поработила меня и я понятия не имею, как остановиться. Я даже не был уверен, возможно ли это в принципе.

Я досконально изучил информацию о пластырях, лечебных травах, лазерной терапии, реабилитационных центрах и всём прочем, чтобы хорошо подготовиться на случай, если однажды я захочу или смогу бросить употреблять. И всё же я пришёл к выводу, что помочь мне может только один метод: сковать меня цепями, заклеить рот и запереть где-то подальше от сигарет.

Хотя я ни во что уже не верил, по случайному стечению обстоятельств мне попалась информация о группе, где люди отказываются от курения. К этому моменту я уже осознал, что мне необходимо что-то делать. "Возможно, не получится, и все это не работает,"—думал я,—"но я должен попробовать". И я пошел. Я не верил в то, что там говорилось, но слушал и старался. Один час перешёл во второй, а потом постепенно в 24 часа—вот это да! Если я могу 24 часа, я смогу и следующие 24 часа! Я почувствовал, что двигаюсь в правильном направлении, и стал ходить на собрания к Анонимным Никотинозависимым. И каким-то чудом я все еще не курю до сегодняшнего дня. Мне нужно только делать небольшие шаги и позволить Богу, как я Его понимаю, сделать всё остальное.

---

*Сегодня я остановлюсь, чтобы понять, какой шаг мне нужно
сделать, и позволю Богу сделать всё остальное.*

12 октября

Человеку принадлежат предположения сердца, но
от Господа ответ языка.
—БИБЛИЯ

Я не вполне понимаю, что означает эта цитата. В комментарии сказано так: окончательный результат наших планов и действий в руках Бога. Но в таком случае, зачем строить планы? На самом деле, по Божьему замыслу, мы партнеры: я делаю все, что от меня зависит, а он управляет. Бог хочет, чтобы я спрашивал мнения других людей и строил планы, а результат отдавал Ему. Планирование помогает мне действовать по воле Бога.

Отказаться от контроля всего и вся трудно, но возможно. Бывает, я снова начинаю контролировать, когда всё идет не так, как я задумал, или я делаю что-то спустя рукава, а потом удивляюсь, почему не добился успеха.

Я делал несколько попыток бросить курить—меня хватало на день или неделю, а потом снова брался за сигарету. В конце концов я понял, что пытался сделать всё сам—вцепился в руль так, что костяшки пальцев побелели, вместо того чтобы отдать руль Богу. Мне даже казалось, что у других получается это сделать, а у меня нет. Мне нужно не курить "только по одному дню за раз"—или даже по одной минуте. Если тяга просыпалась, я звонил членам группы, переключал внимание, сменяя деятельность, снова и снова читал "Молитву о душевном покое для зависимых от никотина", молился о готовности.

Сегодня я доверяю моей Высшей Силе и отпускаю результат.

13 октября

> Я верю, что мы учимся на практике. Как нельзя
> научиться танцевать не танцуя, так нельзя и
> научиться жить, если ничего не делаешь —
> принципы одинаковы.
>
> —МАРТА ГРЭХЕМ

Препоручить волю и жизнь заботе Бога означает, что я должен делать вещи, часто совершенно разные вещи, воспитывая и взращивая в себе воздержание. Никотин говорит, что мне нужно больше никотина, а я говорю: "Мне нужно больше Бога".

Выздоровление означает позвонить кому-нибудь, кто выслушает и вдохновит меня. Я научился верить тем, кто добился успеха, брать служения, капитулировать перед результатом дня.

У моей Высшей Силы всегда есть замечательные подарки для меня, которые приходят, когда я готов их принять и предпринимаю действия.

*Сегодня я буду заниматься выздоровлением так же неустанно,
как поддерживал свою зависимость.*

14 октября

В любой момент сакральное может стереть нас
кончиком пальца. В любой момент мы можем
воспользоваться силой любви к своим врагам и
принять неудачи, злословие, печаль потери или
вытерпеть мучительную боль.

—ЭННИ ДИЛЛАРД

"Где болит?"—однажды спросил меня мой спонсор. "Что ты
имеешь в виду?—ответил я. "Ну, ты сказал, что отказ от
курения причиняет тебе такую боль! Вот я и спрашиваю: где
болит?"

После того, как моя злость прошла, я задумался: действительно,
очень трудно точно определить, где болит и как это болит. Мне нужно
Божественное, Высшая Сила, Бог, чтобы помочь вытерпеть
мучительное чувство боли, для того чтобы жить "счастливо, радостно и
свободно". Очень часто, когда мне не нравится то, что я чувствую, я не
знаю (или не задумываюсь), где это болит.

Я чувствую прикосновение Божественного через опыт 12 Шагов и
наше Сообщество, и я так благодарен за это.

Спасибо тебе, Господи, за те подарки жизни, которые я переживаю с
тобой, хотя мне временами и бывает очень больно. Я знаю, что опыт
чистой жизни—это настоящий подарок от Бога.

---

*Сегодня я благодарю Бога за возможность жить полной жизнью
без никотина.*

15 октября

> После всех неудач, промахов, "лучших
> намерений" оставалось мало надежды.
> —КНИГА АНОНИМНЫХ НИКОТИНОЗАВИСИМЫХ

"**О**дин день за один раз" — вот, что мне нужно помнить. За многие годы у меня было столько неудавшихся попыток бросить курить, что когда я пришел в Анонимные Никотинозависимые я слабо верил в то, что у меня получится. Но это работает уже семь лет, я свободен от никотина и очень благодарен за это.

Каждое утро, когда я просыпаюсь, я препоручаю Богу проблему зависимости. И каждый вечер перед тем, как лечь в кровать я говорю: "Спасибо тебе, Господи, за еще один день свободный от никотина "один день за один раз" ".

Первое время мне нужно было принять боль от отмены и тягу, которые в то время были очень сильными. Я положился на знание того, что я препоручил свою проблему Богу и не хочу брать ее обратно.

Сегодня я сосредоточусь только на одном моменте и буду благодарным.

16 октября

Величие заключается не в наличии силы, а в
правильном использовании её.

—ГЕНРИ УОРД БИЧЕР

У меня есть небольшой гладкий камешек, который я раскрасил и на обеих сторонах написал: "препоручи".

Так что, когда я сталкиваюсь с проблемой, которую не могу решить, я стараюсь помнить о необходимости препоручать. Бог поможет мне найти решение, если я отдам проблему Ему и буду терпеливым.

Вместо того, чтобы употреблять табак в моменты, когда я сталкиваюсь с проблемой и переживаю об этом, заполняя тревогой долгие бессонные ночи, теперь я разбираюсь с проблемой. Иногда это означает просто признать, что я не знаю, что делать, но у Бога есть ответ, и Он поможет мне. Теперь я обращаюсь к Богу за помощью, вместо того чтобы закуривать свои чувства и игнорировать проблемы, которые лишь усугубляются с течением времени.

Я молюсь и помню, что Бог всегда придёт на помощь, если я не забываю перепоручить Ему проблему и готов предпринять правильные действия в нужный момент.

Сегодня я осознанно отпущу все трудности и препоручу их Богу.

17 октября

*Сначала танцуй, потом думай—это и есть
естественный порядок действий.*

— СЭМЮЭЛЬ БЕККЕТ

Первые три Шага—это начало моего пути выздоровления по программе. Есть два популярных способа объяснения сути этих Шагов:

1. "Я не могу. Он может. Я позволю Ему";

2. "Первый шаг описывает проблему, Второй Шаг предлагает решение;

3. Третий Шаг—это переход от проблемы к решению.

Некоторые говорят, что они препоручают события своей жизни на ежедневной основе. Это предполагает действия. Для меня Третий Шаг не является Шагом действия. Я воспринимаю его только как принятие решения. Как правило, решение сопровождается какими-либо последующими действиями. Вновь и вновь я напоминаю себе: не нужно усложнять простые идеи, заложенные в программе. Это простые ответы на сложные жизненные вопросы. Сомнения, рационализация и оправдание своих действий—мои самые заклятые враги. В противовес этому, мои лучшие друзья—честность, готовность и открытый разум.

Для меня первые три Шага—это врата в выздоровление от никотиновой зависимости. Я не усложняю их и не пытаюсь объяснить "механизм". Я просто делаю их так хорошо, как только могу,—и вхожу в эти врата. Настоящее выздоровление продолжается по ту сторону врат: в Шагах с Четвёртого по Двенадцатый.

Сегодня я сосредоточусь на простых истинах.

18 октября

> Недостаточно зарабатывать на жизнь и
> содержание семьи, быть хорошим отцом и
> хорошим мужем … Всегда ищи возможность
> сделать доброе дело где-то ещё. Ведь ты не
> единственный человек на Земле. Твои братья и
> сёстры тоже живут здесь.
>
> —АЛЬБЕРТ ШВЕЙЦЕР

Эта цитата заставляет меня вспоминать о Двенадцатом Шаге. Мы пришли в эту замечательную программу, нам всё объяснили, поддержали, помогли и привели к исцелению другие люди, которые делились своим опытом с нами. Иметь возможность отдать что-то обратно, сделать дополнительное усилие, чтобы помочь кому-то, —бесценный дар. Это не только поддерживает нашу свободу от никотина, но и делает мир лучше. Каждый шажок, который мы делаем ради другого человека, а не себя, распространяется в окружающем мире, словно круги на воде.

Сегодня я прошу Высшую Силу помочь мне помнить о том, что каждое предпринятое сегодня действие возымеет последствия завтра.

19 октября

Я заметил, что каждое отклонение от привычных
действий является началом совершенно нового
пути. Жизнь движется вперёд, никогда не
повторяя маршрута.

— ФРАНЦ ГРИЛЬПАРЦЕР

Мой муж недавно упомянул друга семьи, которого мы не видели
около 25 лет, и я вспомнила случай, который произошёл в
нашу последнюю встречу. Я тогда сказала что-то в
свойственной мне самоподавляющей манере: мол, я недостаточно
хороша, чтобы сделать то-то и то-то. На что он ответил: "Знаешь, твои
слова для меня ничего не значат. Потому что я знаю, что ты можешь
намного больше, чем ты думаешь. И ты тоже знаешь это".

Вот это он меня огорошил! Он вывел меня из тени на свет,
обнаружив и обозначив мою игру. С того момента я изменилась, стала
расти и учиться ценить себя и свои возможности. Я поняла, что этот
человек, которого мы так давно не видели, оказал мне неоценимую
услугу, сказав мне правду, и я так благодарна ему за это. Получается,
что мы никогда не знаем, как наши слова и действия могут повлиять на
других.

---

*Сегодня я прошу Высшую Силу помочь мне говорить честно и с
любовью, отдавая себе отчёт в том, что я говорю.*

20 октября

Кто боится провала, тот ограничивает свои
возможности. Неудача всего лишь повод начать
сначала, но уже более разумно.
— ГЕНРИ ФОРД.

Мне было трудно думать о том, чтобы никогда больше не
закурить. На самом деле, мне и сейчас это трудно.

После нескольких месяцев посещения собраний, я всё ещё курил и
только пытался остаться чистым один день. Думаю, я заключил сделку
со своей Высшей Силой. Я благодарен, что очередная неудачная попытка
"никогда больше не курить", которую я предпринял тогда, не поколебала
моей веры в Силу, более могущественную, чем я. Я был готов не курить
только один день, до заката солнца. Я отвлекал себя разными занятиями
на протяжении дня. Последние минуты казались вечностью, но всё же я
выдержал и не умер без своего "костыля".

Я действительно тогда не был полностью готов обрести свободу, но
уже был прогресс, и я неожиданно для себя расценил это как успех. Я
поделился новым для себя восприятием на следующем собрании, и мы
все от души посмеялись. Это сделало меня более открытым и спустя
несколько дней я уже был готов к тому, чтобы задаться вопросом: "А
что если я не буду покупать пачку?".

Так, благодаря этой готовности, со мной произошло ещё одно чудо.
Я не мог заглянуть за эту черту, а если бы мог, то меня остановил бы
страх остаться без моих любимых сигарет, и я просто купил бы ещё одну
пачку.

*Сегодня, когда меня захлёстывает страх будущего, я буду
дышать и попрошу мою Высшую Силу помочь мне оставаться в
настоящем моменте.*

21 октября

> Когда тебя нет, я чувствую беспокойство, тоску,
> одиночество, удрученность и скуку. Но загвоздка
> в том, радость моя, что когда ты рядом я чувствую
> то же самое.
>
> —СЭМЮЭЛ ХОФЕНСТАЙН

С‍ловами не передать, как сильно я скучал по моим маленьким табачным друзьям, когда только перестал совать их себе в рот! Я чувствовал, будто меня бросили, покинули. Это совершенно обычные ощущения, когда мы только-только отпускаем зависимость. Даже когда я всё ещё курил, одного лишь предчувствия этой покинутости было достаточно, чтобы я даже не пытался бросить.

Спустя некоторое время в выздоровлении я признал, что и до того как я перестал курить, мне приходилось испытывать беспокойство, тоску, одиночество, удручённость и скуку, с той лишь разницей, что тогда я употреблял наркотик, чтобы заморозить эти чувства, поэтому даже не замечал, что на самом деле их испытывал. В выздоровлении я открыл для себя весь спектр чувств. Некоторые из них оказались совсем новыми для меня, а другие обрели новую остроту. Зачастую это было для меня неожиданным.

Поддержка других участников Сообщества и тёплые отношения с ними помогли мне прийти к пониманию того, что я обрёл друзей, а не потерял. Двенадцать Шагов стали для меня руководством, как справляться с жизнью и более полно наслаждаться ею.

Сегодня я благодарен за осознание своих чувств, поскольку теперь я могу нести ответственность за них и относиться к ним по-здоровому и разумно.

22 октября

> Большинство из нас никогда не учили ставить
> свои собственные цели и достигать их.
>
> ПИТЕР МАКВИЛЬЯМС

Я не стремилась бросить. Мой начальник знал, что я курю, а он был радикальным приверженцем здорового образа жизни. Наверняка, вы знаете таких перцев! Он предложил мне пройти программу по бросанию курить и поспорил на десять долларов, что я не смогу бросить к концу учебного года. Я была голодной студенткой и пошла бы на что угодно ради десяти баксов.

Я думала просто прийти разок, сделать что-то из того, что предлагалось, может быть, и непременно бросить на несколько месяцев. Моя Высшая Сила взялась за дело: один мой знакомый из другого сообщества был там и дал мне несколько дельных советов, чем заменить курение. В итоге я бросила за два дня до назначенной февральской даты.

На протяжении следующих нескольких месяцев я отмечала в календаре каждый день, прожитый без сигарет. Я жевала много жвачек, носила с собой печенья и леденцы. Со всей искренностью я воспринимала этот процесс "только по одному дню за раз", а иногда по одному часу за раз, по одной минуте. Мой парень курил, но это меня не беспокоило, как мне казалось. В июне на мою долю выпал стресс: экзамены, плюс мы с парнем расстались—и я сорвалась, затянувшись его окурком. Спустя два дня я уже курила больше, чем до бросания.

Я отпраздновала свой юбилей трезвости от алкоголя тем, что перестала курить.

---

*Сегодня я благодарна за друзей, которые вдохновляют меня
быть лучшей версией самой себя.*

23 октября

Есть две вещи в жизни, к которым можно
стремиться: сначала получить то, что ты хочешь,
а затем насладиться этим.
—ЛОГАН ПИРСОЛЛ СМИТ

Когда я вижу, как кто-то разрушает себя употреблением никотина, меня охватывает целый спектр чувств, и одно из них, надо признаться, —страстное желание закурить.

Собрания очень помогают. Однажды я поделился тем, что мне нравится запах табака. Один член группы напомнил мне, что когда мы обдуманно подбираем слова, то действуем позитивно на наше мышление. С тех пор я стал использовать слова по-новому: да, я признаю, что могу испытать сильное желание употребить вещество, но не говорю, что мне нравится это.

Я также, бывало, злился и завидовал, когда кто-то курил рядом со мной. После того, как я подробно обсудил это со спонсором, то стал признавать, что я такой же, и сострадать курящим. Или я вспоминаю, что внешне курящие люди могут выглядеть эффектно и галантно, но внутри у них всё иначе. Внутреннее состояние теперь стало для меня более важным. И хорошо бы почаще вспоминать, что я исцелился и не наношу себе смертельного ущерба. После 20 лет активного употребления никотина я не знал, смогу ли обрести свободу и заслуживаю ли этого.

Сегодня, когда я почувствую дискомфорт, я буду благодарить за любовь и поддержку, которую получаю от групп и моей Высшей Силы, и через это обрету душевный покой.

24 октября

Возлюби ближнего своего как самого себя.
—БИБЛИЯ

Употребляя никотин, я пребывал в негативе. Убивал себя и вдобавок ненавидел, считал хуже других, называл себя тупицей и трусом. В детстве я чувствовал себя неполноценным, и это легко подвело меня к первой сигарете. И хотя сначала курение вызвало отвращение, месяц спустя именно чувство неполноценности подтолкнуло к покупке первой пачки, и я стал курить.

Чувство неполноценности часто переходило в притворное чувство превосходства, которое по иронии судьбы я находил в курении. Когда я окончательно примкнул к Анонимным Никотинозависимым и благодаря этому стал выздоравливать, я смог принять идею, что, вероятно, заслуживаю хорошего. Теперь, если я раздражаюсь при виде курящих людей, то вспоминаю, что когда-то и сам был на их месте. Я полагаюсь на мою Высшую Силу, спонсора и друзей из Сообщества, которые помогают не забывать, что перед болезнью все равны.

Сегодня я буду помнить, что мое негативное мышление можно изменить.

25 октября

Успех—не окончателен, неудачи—не фатальны.
Важно лишь одно—мужество продолжать.
—УИНСТОН ЧЕРЧИЛЛЬ

Сигареты сделали меня больным человеком. Я начал курить в социальном приюте. Все курили. Что было делать?! Все были напичканы таблетками. Мне было около 40 лет и я нуждался в пристанище.

Я делал самокрутки из рассыпного табака. Когда заканчивались деньги, я впадал в панику: подбирал окурки, стрелял сигареты или покупал поштучно на мелочь, которую выклянчивал у прохожих. Через 8 лет курения я дошел до ручки. Я подхватил сильную простуду и никак не мог выкарабкаться. Всю зиму кашлял и кашлял, и уже писался от кашля. От меня несло мочой и никотином, дело дошло до подгузников для взрослых.

В отчаянии я пошел к Анонимным Никотинозависимым. Слушал, покупал книжки, но не чувствовал, что у меня получится. После трех или четырех месяцев я смог бросить.

Потом перестал ходить на группы, но не курил около 2 лет. Тяга сводила с ума—и я снова закурил. Я вернулся к Анонимным Никотинозависимым, в этот раз выздоровление шло медленнее. Теперь я веду собрания и мне нравится выздоравливать.

Сегодня я понимаю, что не смогу поддерживать свое выздоровление, если не буду отдавать другим то, что получил сам.

26 октября

> Не нужно верить всему, что приходит вам в
> голову.
> —НАКЛЕЙКА НА АВТОМОБИЛЕ

Свобода от никотина—это что-то за пределами моих самых смелых фантазий. И поверьте, воображение способно на многое. Но воображение Высшей Силы намного превосходит мое собственное. В каждом выпавшем на долю испытании я учусь видеть шанс, как тогда, когда мне захотелось отказаться от покупки следующей пачки сигарет.

Ещё учусь тому, что если я и фантазирую о чем-то, это не значит, что игра воображения превратится в реальность. На первых порах свободы от никотина по утрам мной овладевала фантазия, что я употребляю никотин,—я мечтал об употреблении на 12-й день чистоты. Поделившись этим на собрании, я узнал, что такое случается и у других время от времени.

У меня было еще много подобных фантазий. К счастью, я смог с первой попытки отказаться от употребления. Учусь принимать то, что эти фантазии, пусть и бессознательные,—проявление никотиновой тяги. Теперь я знаю, что выздоровление—долгий путь и готов прилагать усилия для этого: сделать телефонный звонок, пойти на собрание, почитать литературу, сделать доброе дело.

Сегодня я буду бережно относиться к себе и откажусь от любых фантазий или представлений, которые будут стоять на пути моего выздоровления.

27 октября

> Когда один из хасидов пожаловался на то, что Бог
> скрыт от нас, раввин Пинхас сказал: "Если ты
> знаешь, что что-то скрыто от тебя, это уже не
> является скрытым". Но на самом деле Он ни от
> кого никогда ни при каких обстоятельствах не
> скрывается.
>
> —ЭННИ ДИЛЛАРД

С тех пор как я присоединился к Сообществу, я стремлюсь познать Бога, как я понимаю Его, и без страха ожидаю результата: не важно, что я получу и чего не получу. Бог—прекрасная священная тайна для меня, и я так благодарен за пережитый духовный опыт, о котором говорится в Двенадцатом Шаге.

Моя наихудшая проблема—моё бессилие перед смертельной зависимостью—стала для меня спасительной благодатью и привела меня к Богу. Не к тому Богу, которого, как я думал, я узнал в детстве через религию и людей, а к истинному контакту взрослого человека с Богом на глубоком личном уровне. Тонкая спасительная тростинка, о которой говорится в Анонимных Алкоголиках, действительно превратилась в сильную руку любящего Бога, когда я впустил Его в свою жизнь. Да, Он скрыт, и место, где Его можно найти—в моей душе, я и сам от себя там часто прячусь.

Сегодня я благодарю Бога за 12 Шагов и за присутствие любви и силы в моей жизни.

28 октября

> Я вовсе не такой уж умный, просто я занимаюсь
> решением задачи дольше.
> —АЛЬБЕРТ ЭЙНШТЕЙН

Доброе утро, Бог! Пожалуйста, помоги мне прожить новый день в чистоте от никотина и других наркотиков, по одному мгновению за раз. Помоги мне "жить здесь и сейчас" по Твоей воле. Моя воля принесла так много боли и столько неверных выборов, таких как этот: по многу раз в течение многих лет поджигать сигарету и курить. Я полагаюсь на тебя, Господи, что через наши 12 Шагов стану "счастливым, радостным и свободным" от зависимости. Я знаю, что только сегодня могу остаться свободным от табака—не завтра, не послезавтра.

Сегодня в любой момент я могу начать все сначала, сойти с колеи мышления зависимого человека, чувства обиды, эгоизма, нечестности и страха. Я просто представляю мою Высшую Силу, которая помогает нажать на большую кнопку перезагрузки.

Как говаривал один мой, теперь уже умерший, друг, когда я спрашивал его, как дела: "Любой день, если ты не в гробу, уже хороший день."

Я молюсь, чтобы ваши дни были хорошими. Желаю вам ценить, все, что имеете, все, что вам так щедро дано.

Сегодня я буду помнить, что все, что у меня есть—это сегодняшний день.

29 октября

Жизнь повергала меня в ужас, но это никогда не останавливало меня от того, чтобы делать то, что я хочу.
— ДЖОРДЖИЯ О'КИФ

"**В**ас убивает не вагон" (Эта фраза взята из литературы АА и полностью звучит так: "Когда вы перебегаете дорогу перед поездом, это не вагон вас убивает, а двигатель" — Примеч. перев.). После первой сигареты или жевания табака у меня была только одна мысль — нужно ещё. Многие годы я думал, что покурю только сегодня, а завтра брошу (или в следующем году, или на следующий день рождения). Так я и курил "только сегодня".

Теперь-то я знаю, что стоит один раз затянуться или пожевать табак — и я вернусь в зависимость. Теперь я научился "только сегодня" проживать без табака и других зависимостей. А "завтра" буду что-то делать, только когда оно наступит.

Я учусь препоручать зависимость и проблемы моей Высшей Силе, и она помогает жить "по одному дню за раз" в свободе от всего того, с чем я не могу справиться.

Я не хочу снова когда-нибудь проходить через боль активного употребления или сталкиваться с попытками бросить. И точно знаю, что достаточно одной затяжки, — и все пойдёт по кругу.

Сегодня я буду помнить, что мне надо сосредоточить внимание на причине, а не на следствии: на двигателе, а не на вагоне.

30 октября

> Когда ребёнок понимает, что все взрослые
> несовершенны, он становится подростком. В тот
> день, когда он прощает их, он становится
> взрослым. Когда он прощает себя — он становится
> мудрым.
>
> —ОЛДЕН НОЛАН

У нашей семьи была небольшая ферма. После сбора урожая весь инвентарь, большая часть которого принадлежала нашим соседям, временно хранился в нашем сенном амбаре — мы пользовались им совместно, чтобы сэкономить деньги. Ещё не было связано все сено, а амбар был уже на четверть заполнен. Мы надеялись получить неплохую прибыль.

Я играл в амбаре с сестрой, когда внезапно пришёл отец. Мне было девять или десять лет, сестре почти пять, но мы оба уже воровали сигареты, курили и выкидывали бычки в лотки для корма, чтобы их никто не нашёл.

Отец поручил нам отнести что-то в машину, так что мы ушли. Я никогда не забуду, как, возвращаясь назад, я издали заметил черный дым из амбара. Я начал во всё горло звать отца. За несколько минут амбар превратился в гору пепла.

Тогда я впервые увидел своего отца таким сломленным, он плакал. Я был уверен, что это наши незатушенные бычки послужили причиной пожара, разорившего нашу семью. Но мне потребовались 38 лет, чтобы найти Анонимных Никотинозависимых, обратиться к ним за помощью и прекратить курить.

Сегодня у меня есть свобода возместить ущерб и освободиться от вины за прошлое.

31 октября

Зависимость — любая мысль, которая опустошает
жизнь под предлогом того, что улучшает её.
— КЛАРИССА ЭСТЕС

"Одна, всего лишь одна сигарета может всё исправить". Как много раз я обманывал себя этой старой уловкой о том, что сигарета способна изменить ситуацию! Я верил этой лжи и закуривал лишь для того, чтобы вновь обнаружить себя рабом зависимости. Две пачки спустя ситуация не менялась, будь то разрушенные отношения, потерянная работа, ссора с друзьями или членами семьи, утрата любимой собаки, болезнь близкого человека или любое из тысячи оправданий закурить "только в этот раз, чтобы помочь себе справиться".

Теперь я говорю себе: что бы ни случилось, я не намерен курить сегодня. Пускай порой это ощущается нестерпимо трудным, будто я умру без сигареты. Но я знаю точно: на самом деле я не умру, эти чувства пройдут.

Сегодня я не буду курить во что бы то ни стало.

1 ноября

> Ты проиграешь только в одном случае: если
> прекратишь пытаться.
>
> —ЭЛБЕРТ ХАББАРД

Я знаю, что "я в одной затяжке от пачки в день". Я бросил на три месяца, после чего поддался на зов тяги, выкурил бычок,—и снова вернулся к полутора пачкам в день. Через месяц я курил столько же, как и до бросания.

Я знал, что мне требуется помощь, поэтому я пошёл на собрание. Это было началом пути к свободе от никотина. Мы проводим собрания раз в неделю, и это помогает мне воздерживаться от употребления никотина. Мы читаем Шаги и личные истории из книги Анонимные Курильщики.

Я знал, что мне следует остановиться, потому что был напуган болями в груди. Сегодня, когда я чист от никотина уже больше года, я с лёгкостью дышу, прохожу пешком длительные дистанции, получаю больше удовольствия от еды, чувствую себя здоровым, радостным и полным спокойствия. Милостью Бога сегодня я свободен от никотина. Я не прячу свои чувства. Я благодарен, что остался жив.

Сегодня я сделаю паузу, чтобы осознать благодарность в каждой стрессовой ситуации.

2 ноября

Безоговорочно стремись наслаждаться тем, что
ты делаешь.
—ДЖЕРРИ СИКОРСКИ

Я давно уже осознал, что в употреблении никотина нет никаких преимуществ. Миллионы людей проживают трудные ситуации и справляются с ними без какой-либо потребности в никотине. Но осознания самого по себе было не достаточно, чтобы я перестал курить. Кроме того, я был уверен, что мне уже поздно это делать. Я думал, что вред от тридцати лет курения уже стал непоправимым. Если бы я бросил, то, скорее всего, умер бы вскоре от рака или другой болезни, связанной с курением. Так зачем же пытаться?

Но поскольку я разрывался от желания бросить и невозможности сделать это, я молился о помощи и готовности, и произошли две вещи. Сначала один товарищ рассказал мне о Анонимных Никотинозависимых, и я начал ходить на собрания. А потом мне пришла мысль, что вне зависимости от того, что случится со мной когда я брошу, качество жизни совершенно точно повысится. Будь что будет: рак, сердечные заболевания, что угодно, — я справлюсь с этим лучше, если не буду употреблять никотин.

Сегодня качество моей жизни зависит от моего выбора: пустить в свою жизнь Высшую Силу вместо никотина.

307

3 ноября

> Помни: всё, что тебе нужно, есть внутри тебя. Ты
> уже обладаешь той мудростью, которую ищешь.
> — ЯН ФИЛЛИПС

В поисках контакта с Высшей Силой я проделал долгий духовный путь. Какое отношение к моей повседневной жизни имеет та духовность, о которой мне говорили и которой обучали в различных службах, на ретритах, встречах и семинарах? Меняет ли духовность хоть что-либо в жизни?

Я курил сорок лет и уже утратил надежду когда-либо бросить.

Затем я нашёл Анонимных Никотинозависимых и Двенадцать Шагов и не перестаю восхищаться этому.

Произошло и ещё кое-что. На собраниях я слышу, как люди говорят о Высшей Силе, осознании бессилия, о приходе к вере, что только Высшая Сила может вернуть нам здравомыслие, и о препоручении воли и жизни Высшей Силе.

Для меня это не только вопрос улучшения качества жизни или её полноты. Это вопрос жизни и смерти, здравомыслия и безумия. Никотин убивает, употребление никотина — безумие.

Духовность, которой я учусь здесь, спасает жизнь и возвращает мне здравомыслие. Это также реально, как воздух, которым я дышу, и вода, которую я пью. Я пришёл в Анонимные Никотинозависимые для того, чтобы бросить курить. Но я также нашёл то, что искал с самого детства: реальную живую духовность, и не только раз в неделю. Эта духовность на каждый день, каждый час, каждую минуту, каждый миг.

Сегодня я благодарен за духовный путь, который составляет
реальность каждого мгновения каждого дня.

4 ноября

*Для зависимого есть только два способа
справиться с тягой: 1) пустить в кровь вещество;
2) не пустить в кровь вещество. Второй способ
единственно надежный.*

—УЧАСТНИК АНОНИМНЫХ НИКОТИНОЗАВИСИМЫХ

Меня зовут _____, и я никотинозависимый. Эти слова полностью относятся ко мне. Я прекрасно помню, как отчаялся когда-либо почувствовать себя нормальным человеком без никотина. Как же мне удалось стать выздоравливающим зависимым? Я и представить не мог, как можно прожить без никотина даже несколько часов после пробуждения, не то что целые дни или недели. Каждый раз когда я не курил хотя бы на протяжении ночи, у меня портилось зрение, руки начинали трястись, мысли путались, сердце колотилось, начинался звон в ушах, пища и кофе становились безвкусными и противными.

Годами я пытался бросить всеми возможными способами. Последние двадцать лет из сорокалетнего стажа активной зависимости я бросал по меньшей мере раз в месяц.

Теперь, после 15 лет свободы от никотина, я всё-таки порой вспоминаю и поражаюсь, что чувствую себя так же хорошо, как чувствовал раньше после курения, только сегодня я не курил. Я знаю, что единственный способ справиться с тягой—вообще не употреблять никотин. Я продолжаю быть безмерно благодарным за сегодняшнюю свободу от никотина.

Сегодня я разделю свою радость выздоровления с другими курильщиками, теми, кто всё ещё страдает.

5 ноября

Лучший способ найти выход—пройти насквозь.

—РОБЕРТ ФРОСТ

Позади оставались годы нарушенных обещаний и проваленных попыток, а мне так и не удавалось перестать курить. В возрасте сорока пяти лет терапевт поставил мне диагноз: эмфизема. Он сказал мне, что если я не брошу курить, то жить мне останется около года.

Я знал, что сам не справлюсь. Я верил в Высшую Силу, которая принимала участие в моей жизни и выручала меня как в детстве, так и во взрослом возрасте.

Я расплатился в приёмной доктора и вышел в туалет. Там я встал на колени и попросил свою Высшую Силу избавить меня от никотиновой зависимости. После этого я пошёл пообедать в кафе неподалёку, в 1983 году курение там было разрешено. Мужчина за соседним столиком закурил, а мне больше не пришлось кормить свою зависимость. С тех пор я ни разу не курил.

Исполненный благодарности, я организовал встречи Анонимных Никотинозависимых в своём городе. Я и сейчас посещаю собрания, чтобы воодушевить новичков поверить в то, что недоступно их взору, и применять Шаги и духовные принципы в повседневной жизни. Я хожу на собрания, потому что мне сказали, что я могу сохранить то, что имею, только отдав это другим, а также потому, что научился заботиться о других.

Сегодня я могу отдать себя и свою никотиновую зависимость в руки Высшей Силы и постараюсь помочь кому-то ещё.

6 ноября

Бросать всегда слишком рано.
—НОРМАН ВИНСЕНТ ПИЛ

Самым главным шагом в моём путешествии по выздоровлению было научиться тому, что называют обязательством. Я беру на себя обязательство приходить на собрания, в настроении я или нет, потому что знаю, что мне это помогает, и то, чем я делюсь, может быть полезным кому-то ещё.

Я расширил своё обязательство таким образом, что оно включает также режим питания и тренировок, хотя я не всегда этого хочу. Я принял эти решения основываясь на вере. Я верю, что Программа работает, если я работаю по ней, а придерживаться намеченного плана действий со временем становится легче.

Сегодня я возьму обязательство перед собой, пусть даже самое незначительное, и выполню его, чего бы это ни стоило, просто чтобы выполнить обещанное.

7 ноября

> Миг победы слишком короткий, чтобы жить
> только этим и ничем больше.
> —МАРТИНА НАВРАТИЛОВА

Одна из великих истин, над которой я задумываюсь: ничто не вечно. Я имею ввиду, что кроме Бога, ничто из того, с чем мы сталкиваемся в нашей жизни, не останется неизменным навсегда. Каждое мгновенье всё изменяется. Все вещи состоят из движущихся частиц. Все существа—это текущий поток чувств и мыслей.

Осознание этого обоюдоострый меч. В удачные времена я испытываю счастье, но нельзя привязываться к нему: оно непостоянно и, без сомнения, пройдет. С другой стороны, можно обрести покой и от понимания того, что моим проблемам придет конец, и, надо полагать, однажды мой корабль придет к финишу.

Моя жизнь словно волны на берегу—прилив и отлив в вечном движении вверх и вниз.

Сегодня я принимаю жизнь со всеми её приливами и отливами.

8 ноября

> Свобода подобна рождению: пока мы не свободны
> полностью, мы—рабы.
> —МАХАТМА ГАНДИ

С тех пор как я окончательно положил конец безумию никотиновой зависимости, моя жизнь изменилась во всех отношениях. Потребовалось немало попыток и постоянная многолетняя поддержка Анонимных Никотинозависимых. Теперь у меня семь лет свободы.

Я свободен от нескончаемых, зудящих мыслей о том, когда я снова смогу покурить,—

я думал об этом даже во время курения: это будет через 5 минут, через час? Я свободен от того, что надо как-то улизнуть с работы и купить пачку сигарет, после того как я "бросил" курить прошлой ночью. Я свободен от того, что каждое моё действие, мои планы, все мои отношения вращались вокруг того, будет ли у меня возможность курить.

Я оставил ребенка одного в больнице перед операцией, хотя он умолял не бросать его, потому что мне нужно было покурить. Не раз я позволял другому ребенку сбегать из дома, когда он грозился это сделать, потому что я не мог отложить курение надолго для разговора с ним.

За прошедшие 7 лет у меня появилась возможность путешествовать, служить людям, работать на совесть, уважать мою семью, проводить время с внуками, а самое главное—быть свободным от порабощения никотиновым наркотиком.

Сегодня я благодарен за новую жизнь без никотина.

9 ноября

Подчеркивайте положительное, избегайте
негатива, хватайтесь крепче за конструктивное и
не связывайтесь с господином Ни То Ни Сё.
—ДЖОННИ МЕРКЕР

Вначале борьбы с употреблением никотина я позаимствовал опыт других и стал составлять список каждого случая употребления, отмечая свои чувства в тот момент, но всегда бросал эту затею, находя её слишком обременительной.

Сегодня, когда мое выздоровление исчисляется годами, я понимаю почему этот метод не сработал. Отслеживая употребление, я фокусировался на лишениях. Мои мысли всегда были о том, что я чем-то жертвую. Хотя в итоге могло бы произойти нечто гораздо более ужасное, чем то жертвоприношение, к которому я себя готовил.

Я обнаружил это, применяя такой же подход к снижению веса. Мне хотелось записать каждую вещь, которую я делал для того, чтобы похудеть. Мой список включал роллы, которыми я не пообедал, печенье, от которого отказался, мороженое, которое не съел. Естественно, после стольких лишений, которые я претерпел, я имел право хвастаться. Я понял, что это ловушка, и решил записывать только позитивные действия.

Когда я стал благодарить каждый раз, когда приходила тяга, вот тогда-то я по-настоящему и преуспел в выздоровлении. С каждой тягой я праздновал то, что я больше не раб никотина.

Это было потрясающее напоминание: я освобождаюсь от зависимости или дурных привычек благодаря отзывчивому сердцу и уму. Подарки Программы продолжают появляться в моей жизни.

Сегодня я остановлюсь и поблагодарю за всё, что получил, и за всё, что могу отдать другим.

10 ноября

Я не умел молиться до тех пор, пока не научился
любить.
—ГЕНРИ УОРД БИЧЕР

Моя мать была набожной прихожанкой, а я никогда не получал в церкви того, что получала она, хотя мы посещали богослужения каждую неделю. Мне не удавалось почувствовать то, что явно чувствовала она, и я перестал ходить в церковь. В колледже я читал западную философию, практиковал медитацию и гимнастику тай-чи. Мне это помогало почувствовать себя лучше, но всё равно чего-то не хватало.

Когда я присоединился к Анонимным Никотинозависимым, то постепенно стал понимать, как примерно может ощущаться подлинная духовная связь с Высшей Силой, и у меня начало получаться нащупать эту связь. Слоганы "отпусти и отдай Богу", "делай одно правильное действие за другим" стали приносить мне душевный покой. Но самым главным осознанием было то, что у меня может быть своя Высшая Сила, как я её понимаю. И мне не надо подгонять её под понимание других людей. Сегодня моя Высшая Сила помогает мне обрести душевный покой, быть мужественным и мудрым "только сегодня".

Сегодня я буду помнить, что моя связь с Высшей Силой и интенсивность этой связи зависят от меня.

11 ноября

Мужество—это страх, который выдерживаешь
минутой дольше.

—ТОМАС ФУЛЛЕР

До Программы я бросал много раз с разными сроками чистоты. И всегда начинал курить снова для того, чтобы прийти в себя, остыть или подавить болезненные чувства или, вообще, какие-либо чувства. Спустя несколько минут после маминой смерти я уже просил у друга сигарету и закурил после 8 лет воздержания.

Я слышал, что в нашем городе есть Анонимные Никотинозависимые, но пошел туда только тогда, когда окончательно решил, что должен остановиться. И хотя я никогда не посещал 12 шаговую программу, я считал, что знаю, о чём она. Ясное дело, что не знал. То, что я там нашёл—это чувство свободы, и не просто свободы от никотина. Неделю за неделей посещая собрания, через работу по Программе и принятие тяги, я начал ощущать здоровье и силу в теле и душе. И понял, что, следуя Программе, я могу проживать чувства и сдерживать их, зная что они пройдут также, как проходит каждая тяга.

Второй шаг здесь, со мной рядом, если я готов сделать его.

Сегодня я могу положиться на Высшую Силу, которая возвращает мне здравомыслие.

12 ноября

> Мы богаты только тем, что отдаем, а бедны тем,
> что не принимаем.
> —РАЛЬФ УОЛДО ЭМЕРСОН

Анонимные Никотинозависимые и Программа 12 Шагов освободили меня от никотина и открыли для меня великие сокровища жизни. Вот один из примеров.

Когда мои студенты на днях сдавали тест, я глянул на пол и увидел стеклянную бусину. "Пусть уборщики пропылесосят",—подумал я. Поразмыслив, я решил, что это может быть страз с блузки одной студентки, поэтому поднял его. Но он был не ее. Я присмотрелся и увидел, что это не страз, а бриллиант. Вот это да, вещи не такие, какими кажутся!

Я опросил студентов и персонал, не терял ли кто камешек, но собственник не нашелся. Честно говоря, к тому моменту мне уже и не хотелось искать владельца. Я завернул камешек в бумагу, чтобы приберечь.

Следующие несколько дней я рассказывал о своей находке и стал получать уроки. Я поднял камешек всего лишь для того, чтобы оказать кому-то услугу, а мой товарищ сказал, что другие могли бы даже не заметить. Другой человек сказал, что этот поступок показывает, мою открытость для получения богатства. Третий так всё закрутил, что увидел в этом подтверждение того, что красота и ценность могут возникнуть из несчастья.

Затем я стал интересоваться потенциальной стоимостью камешка и отнес его к ювелиру. Оказалось, что этот бриллиант—искусственный.

Какой урок я извлек в конце концов? Если я хочу служить, я открываю нечто ценное; когда я разворачиваюсь к жадности, ценность исчезает.

Сегодня я буду любящим и великодушным и позволю Богу позаботиться о награде.

Бог есть любовь. Любовь—это неизменная
природа духа. Истина в том, что прощение—
человеческая категория, любовь
же—божественна.

—ДЖИМ И НЭНСИ РОУЗМЕРДЖИ

Я употребляла никотин, чтобы не соприкасаться со многими
проблемами, такими как злость и страх. Анонимные
Никотинозависимые показали мне, что означает "принимать
жизнь на её условиях". Когда я злюсь, я исследую только свою часть и
ищу причину в себе, а не в другом человеке.

Недавно группа людей из моей церкви проводила кампанию против
священников. В результате, как и следовало ожидать, разногласия и
вражда лишь усилились. Это побудило меня вновь задуматься о том, что
я делаю со своей злобой.

Вот еще один пример. Мой муж замечательный человек, но довольно
неряшлив и частенько оставляет беспорядок на кухне. Он может
оставить остатки пищи в раковине вокруг уничтожителя отходов, хотя
нет ничего сложного в том, чтобы пустить воду и нажать на кнопку.

В какие-то дни я впадаю в бешенство при виде беспорядка, а иной
раз вижу в этом возможность проявить свою любовь. Порой я надеюсь,
что, муж уберёт всё позже, или я могу сделать это сама. Что бы я ни
чувствовала, это никак не связано с его поведением. Я свободна
чувствовать себя как угодно, либо изменить свои чувства.

Анонимные Никотинозависимые освободили меня из тюрьмы моей
зависимости и научили быть свободной от иллюзии страха или злости.

*Сегодня я свободна принимать конфликт как возможность для
развития.*

14 ноября

Терпение восхищает, когда им обладает водитель
машины, едущей позади, но не впереди.
—БИЛЛ МАКГЛАШЕН

Я верил, что терпение как добродетель может быть присуща кому угодно, но не мне. Терпеливые люди никогда ничего не добиваются. Много лет назад я нашёл прекрасный довод относительно терпения—я доказал себе, что терпелив, ведь я готов был ждать целую вечность, прежде чем начать работать над терпением!

Несмотря на это, возможности практиковать терпение атаковали меня постоянно, так что я решил исследовать эту сферу. Я купил книгу про силу терпения и решил попытать сил.

Я восхищался людьми, которые брались за сложную кропотливую работу и доводили её до конца. Множество задач и хобби я избегал лишь потому, что они отнимают массу времени. Я подумал обо всём напряжении, которое испытывал при езде за неторопливыми водителями. Я впадал в бешенство, когда что-то не складывалось, хотя если подумать, на самом деле всё шло не так лишь потому, что я был голоден и устал. Когда я забочусь о себе и не забываю о приёме пищи и отдыхе, задачи решаются проще.

В прошлом я употреблял никотин, чтобы помочь себе оставаться на плаву, отодвинув в сторону любые потребности своего тела. Без никотина я учусь, как успешно справляться с жизнью. Я обретаю намного больше, чем просто свободу от никотина.

Сегодня я сделаю паузу и проверю своё состояние по принципу ГУЗЛО (Голодный, усталый, злой, одинокий. От англ. HALT— Hungry, Angry, Lonely, Tired. Прим. перев.).

15 ноября

Осознанность позволяет реальности изменить
тебя.

—ЭНТОНИ ДЕ МЕЛЛО

О дним воскресным утром пастор говорил об одуванчиках, как примере силы. Выживают ли они за счёт того, что детвора и потоки ветра сдувают их семена, или за счёт удивительной корневой системы?

Во время путешествия по Шотландии я сидел на лавочке и заметил один одуванчик на идеально зелёном газоне. Вдохновлённый этим видом и ранее услышанной проповедью, я нарисовал простенький рисунок одуванчика и повесил его в офисе.

Однажды, используя этот рисунок для медитации, я осознал, что и пастор, и я упустили одну деталь: листья! Как погубить одуванчик? Срезать листики, один за другим. В конечном счёте, корни погибнут.

Практика молитвы и медитации, предложенная в программе Двенадцать Шагов, обогатила и украсила мою жизнь. Я всё более благодарен за каждую сферу жизни. По мере того как я учусь безусловной любви, я укрепляю способность ценить потрясающее многообразие индивидуальностей и людских талантов.

Сегодня я буду искать красоту и силу в ком-то, кто сильно отличается от меня.

16 ноября

Любящее сердце—самая истинная мудрость.
—ЧАРЛЬЗ ДИККЕНС

Я не вполне понимаю, что такое ответственность. Наркотическая зависимость моего сына открыла для меня двери программы Двенадцать Шагов. Я слышал, как он и другие выздоравливающие участники группы говорят о взаимной ответственности. Никак не пойму, где же грань между тем, чтобы побудить человека отвечать за свои поступки, и простым принятием чьей-либо инвентаризации?

Когда кто-либо начинает в моём присутствии клеймить общего знакомого, следует ли мне просто выслушать это, дав человеку поплакать на моём плече, или я должен предложить такому человеку взглянуть на себя и поискать свою часть ответственности?

Иногда мне удаётся просто быть рядом с тем, кому больно. Порой я могу даже соотнести свой опыт в схожей ситуации и поделиться этим. Но самое сложное для меня—не пытаться исправить других людей или ситуации.

Сегодня я буду внимателен к попыткам переделать других людей.

17 ноября

Мы ведь никогда не ожидаем встретить в природе
розу без шипов, весну без зимы или корову без
навоза.

—АМАН МОТВАНИ

Когда я впервые сдавала Пятый Шаг, мой спонсор попросила меня переделать Четвёртый Шаг по предложенному ей особому упрощённому формату.

Я пересмотрела свой Четвёртый Шаг, но она по-прежнему настаивала на том, чтобы я ещё более детально поработала над этим Шагом, стараясь найти добродетель в каждом дефекте характера.

Какое откровение! Я обнаружила, что оборотная сторона каждого недостатка—это какое-то положительное качество характера! Тогда мне удалось понять, что дефекты характера—это лишь гипертрофированное использование достоинств, и смысл не в том, чтобы полностью оставить свою индивидуальность, став совершенно другим человеком. Мне просто следовало научиться осознать момент начала дисбаланса и искать равновесия.

Сегодня я буду рассматривать дискомфорт как призыв к поиску гармонии.

18 ноября

Отдавая прощение, мы получаем жизнь.
— ДЖОРДЖ МАКДОНАЛЬД

Я впервые услышала о понятии границ, когда пришла в Программу. Я не знала, что это означает, какие границы мне следует установить и как не нарушать границы других людей.

Мне в руки попался замечательный буклет на эту тему, но я запуталась, изучая его. Постепенно до меня стало доходить, что я могу определить свои границы по чувствам злости или боли.

Могу сказать, что по мере выздоровления мои границы изменялись в зависимости от различных обстоятельств. Я начала понимать, что не всегда согласна с границами других людей, и что другие люди в свою очередь не всегда с любовью принимают мои границы. Я обнаружила, что это только моя ответственность — обозначить свои границы и сказать о них. Я не могу винить кого-либо за нарушение тех границ, о которых я не сообщила. Я могу лишь объяснить свою позицию.

Сегодня я беру на себя ответственность за собственные границы, и признаю за другими право иметь свои.

19 ноября

У каждого есть право выбирать, что говорить и как поступать. Отношения—это естественный результат совершения людьми их независимых выборов.

—ГРЕГ БЭР

На обучающей группе одна женщина говорила о важности личной ответственности и о том, что это означает для неё. Эта тема вызвала у меня большой отклик, а так как я знал ее лично, то позже мы обсудили это с ней наедине.

Я попросил её прояснить, как именно она хочет, чтобы с ней обращались. Эта женщина была довольно известным и влиятельным человеком, и, бывало, отпускала унизительные комментарии в адрес других людей в беседе со мной или в моём присутствии. Из этого разговора я вынес только то, что я не обязан ни положительно относиться и поощрять какой-либо негатив, ни указывать другим людям на их недостатки. Я принял это как её границы.

Позднее она попала под яростную критику со стороны других людей за её действия в прошлом. Я не стал каким-либо образом участвовать в критикующих переписках и обсуждениях её поступков, так что я фактически не знал, о чём другие говорят. Из личных бесед я понял, что её проступки были сильно преувеличены. Я знал, что она очень страдает.

Из уважения к её границам я принял решение любить и её, и тех, кто на неё нападал. Я имею право не занимать ничьей стороны.

Сегодня я буду уважать право других устанавливать границы, согласен я с этим или нет.

20 ноября

Изменяя восприятие, вы меняете ваш физический
и духовный опыт.
—ДИПАК ЧОПРА

Мой первый спонсор всегда представлялась на собраниях как заядлая курильщица. Меня это несколько забавляло, потому что уровень пристрастия или её дно не казались мне такими уж критичными.

В своих выступлениях она часто говорила о том, чтобы "проживать жизнь на её условиях", и мне было очень важно слышать об этом. Мне требовался никотин, потому что я отказывалась так жить. В стрессовых ситуациях я прибегала к никотину вместо того, чтобы поискать способ снизить уровень стресса. Я использовала никотин, чтобы избавиться от своих чувств, но когда никотин вымывался из крови, чувства никуда не девались.

Анонимные Никотинозависимые показали мне, что здравый смысл в том, чтобы встречаться лицом к лицу со своими чувствами без наркотика. Только тогда я могу решать, как лучше всего справиться с ситуацией или человеком. Я сменила карьеру, потому что, как оказалось в чистоте, на самом деле я ненавидела большинство задач, которые стояли передо мной.

Сегодня я буду "принимать жизнь на её условиях".

21 ноября

Страх поражает больше людей, чем что-либо
другое в мире.

—РАЛЬФ УОЛДО ЭМЕРСОН

Мне бывает так жаль, что я утратил связь с некоторыми людьми, которых встретил в начале моего выздоровления от никотиновой зависимости! Вот одна история о человеке, который оказал на меня большое влияние.

Я помню, как она впервые пришла на собрание (через неделю после меня): стояла в дверях растерянная и сомневалась, нужно ли ей вообще входить, но, собравшись с духом, наконец вошла. Я чувствовал себя в первое время как и она: до смерти боялся, что Программа сработает, и точно так же боялся, что не сработает.

Анонимность была жизненно важна для неё, потому что она только что нашла работу и заявила в интервью, что не курит. Таким было требование работодателя. И теперь она должна была найти способ бросить курить.

Однажды один член нашей группы позвонил ей на работу и представился другом из Анонимных Никотинозависимых. Она почувствовала себя скомпрометированной и перестала посещать нашу группу. Анонимность никогда не была важна для меня, потому что все знали, что я курильщик. А этот инцидент показал мне, что для некоторых наших товарищей Традиции жизненно важны. Когда меня спрашивают, откуда я знаю кого-то из Программы 12 Шагов, я отвечаю, что мы познакомились через общих друзей.

Сегодня я уважаю право каждого на анонимность.

22 ноября

Всё на свете уже изучили, за исключением того,
того, как жить.
—ЖАН ПОЛЬ САРТР

В самом начале я принял решение поставить посещение собраний на первое место. Сообщил начальнику, что должен ходить на собрания по вторникам и четвергам и не могу задерживаться на работе допоздна. Он очень хотел, чтобы я бросил курить, поэтому согласился с тем, что я могу задерживать сроки выполнения работ.

После того, как я бросил курить и уже некоторое время выздоравливал, я понял, что моя жизнь была хаосом. Я никогда не мог запланировать вечер: приходилось отказываться от своих планов. Мой начальник был печально известен тем, что устанавливал такие сжатые сроки, что все должны были лезть из кожи вон, чтобы сделать работу вовремя.

Однажды (к тому моменту я уже прекратил закуривать свои чувства) он захотел, чтобы я задержался вечером, но у меня были другие планы: моя сестра была проездом в городе, и у нас было время для ужина только перед её отлётом. Начальник подошёл ко мне со своим предложением неожиданно, за несколько минут до того, как я должен был уйти. Сам он не мог остаться, так как у его сына был футбольный матч, и поэтому он хотел, чтобы планы поменял я.

Я отказался. В конце концов я понял, что имею право строить важные для меня планы и следовать им, и не должен доказывать их значимость другим.

---

*Сегодня я могу устанавливать границы или быть уступчивым,
учитывая собственные нужды и желания.*

23 ноября

В школе опыта за обучение берут дорого, но
дураков иначе не научишь.
— БЕНДЖАМИН ФРАНКЛИН

В первые недели моего выздоровления одна новенькая помогла мне увидеть, как далеко можно зайти в кормлении своей зависимости. Она рассказала, как пыталась бросить курить путём сокращения количества сигарет. Предыдущие её попытки провалились, поэтому на этот раз она придумала изощрённую схему.

Она положила сигареты и зажигалку на чердак. Чтобы забраться на чердак, нужно было открыть дверь в гараж, отогнать машину, вытащить лестницу, залезть наверх и выкурить сигарету. Потом слезть вниз, затолкнуть лестницу наверх, закрыть люк чердака, загнать назад машину и закрыть гаражную дверь. В первый день она выкурила так целую пачку. И отказалась от этого хитроумного плана.

Однажды, когда я пытался бросить, то решил закрыть сигареты и зажигалку в машине. Чтобы добыть одну, я должен был выйти из квартиры, перейти через черный ход к лифту, подождать лифт вниз, пройти через парковку, открыть машину и бардачок. Потом мне нужно было закрыть бардачок, машину, снова пройти через парковку, открыть первую дверь в коридор с лифтом, подняться, перейти через черный ход, отпереть вторую дверь в холл и затем пройти через холл к моей квартире. После шестого похода, я забрал сигареты и зажигалку с собой.

Сегодня я свободен от безумных попыток освободиться от
зависимости.

24 ноября

> Мне нравится быть замужем. Это так здорово:
> найти того особенного человека, которому ты
> хочешь надоедать весь остаток своей жизни.
>
> —РИТА РУДНЕР

Однажды я помогала спланировать 25-летие свадьбы моих родителей. Мама хотела устроить грандиозное торжество, потому что была уверена, что папа не доживёт до празднования 50-летней годовщины. У него была двойная зависимость: от алкоголя и никотина—обычное дело.

Каким-то образом он дожил до 15-летия их свадьбы, и вот теперь пришло время следующего большого праздника. Мама не нашла подходящего платья, так что пошила его сама. Надо сказать, ничего подобного она раньше не делала. За день до торжества платье было готово, но не сидело на ней и выглядело ужасно. Купить новое платье времени уже не было, поэтому мама позвонила одной подруге, которая в прошлом была портнихой, и та, словно волшебница, спасла платье.

Но перед самым началом праздника разразился такой ливень, что даже зонтик не спас: нижняя часть платья промокла, ткань сильно сморщилась. Мама окончательно сдалась и решила вместо переживаний о наряде сосредоточиться на главной цели этого дня.

Часто ли я делала что-то подобное? Зачастую я могла быть настолько поглощена собственными планами, что теряла из вида то главное, ради чего всё и затевалось.

Сегодня я буду время от времени брать паузу, чтобы вернуться к осознанию цели моей деятельности.

25 ноября

Мы видим вещи не такими, какие они есть, а
такими, какие мы есть.

—ТАЛМУД

Однажды в мой магазин зашла женщина и направилась в туалет.
Она там оставалась в течение 30 минут, так что другим
желающим уже надоело ждать. Я скорее испытывал
раздражение, чем беспокойство, пока она была там. И к тому времени,
как она вышла, у меня в голове не осталось добрых мыслей, особенно
из-за того, что она вообще ничего не купила. И даже хуже: она забила
раковину, и сантехник вытащил из сифона кучу волос.

Где-то год спустя в магазин пришла женщина, попросила поговорить
со мной с глазу на глаз и хотела меня поблагодарить. Она сказала, что
была бездомной и воспользовалась туалетом в магазине, чтобы помыть
голову перед интервью на работу. Теперь она получила работу и могла
платить за дом, в котором жила с детьми.

Выходит, что я осудил её как эгоистичную, ни с кем не
считающуюся особу, а она была любящей матерью, отчаянно искавшей
путь, чтобы позаботиться о себе и детях. Внезапно расходы на
сантехника показались незначительными.

Сегодня я готов искать в других только хорошее.

26 ноября

> Люди видят только то, что они готовы увидеть.
> —РАЛЬФ УОЛДО ЭМЕРСОН

Из-за последствий в экономике после теракта 11 сентября я, как и многие другие, был только частично занят на работе. Доходы за неполный рабочий день были меньше, чем мои ежемесячные расходы. Как-то раз, накануне Рождества, я остановился возле продуктового магазина. Был очень холодный день, я был в темно-малиновом норковом пальто до пола и, конечно, производил впечатление обеспеченного человека.

На парковке ко мне подошла женщина с ребенком в коляске и стала просить денег на еду. Моей обычной реакцией было отказать или предложить пройти со мной в магазин, выбрать продукты и заплатить за них. Вместо этого я достал кошелек и отдал ей все деньги, чуть меньше 20 долларов. Потом я поехал в банкомат и снял еще денег.

Я ощутил восхитительное чувство преуспевания: мог мимоходом отдать все имеющиеся деньги, а потом просто пойти и получить еще. Каждый день я сознательно старался отпускать заботу о завтрашнем дне и смотреть, будет ли у меня всё, что мне необходимо на данный момент. И всегда оказывалось, что было.

Сегодня я буду заботиться только о настоящем моменте.

27 ноября

*Из того, как мы видим вещи, проистекает, что мы
думаем и делаем.*

— СТИВЕН КОВИ

Внешний вид для меня очень важен. Я не останавливалась ни перед чем, чтобы выглядеть хорошо, и курение в этой картине было недопустимо. Я могла встать утром раньше всех, чтобы иметь возможность прокрасться наружу и выкурить пару сигарет, а потом приходила, будила детей и отправляла их в школу. Перед тем, как собраться на работу, я опять тайком выходила на улицу.

В обед я мчалась домой, снимала одежду, надевала халат, оборачивала полотенце вокруг головы — и тогда могла выкурить ещё пару сигарет. Потом чистила зубы, одевалась и возвращалась на работу.

Несмотря на большие усилия скрыть курение, все равно я умудрялась выкуривать пачку в день. Для некоторых людей покажется не таким уж большим количеством, но это, безусловно, поглощало огромное количество времени и энергии, и я просто не могла бросить.

Я нашла путь к Анонимным Никотинозависимым и свободе. Благодаря Программе я учусь позволять себе быть снаружи такой же, как внутри, и приняла решение перестать прятаться по углам, делая то, за что потом мне стыдно.

---

*Сегодня я благодарю Бога за то, что мне больше не приходится
прятаться.*

28 ноября

Даже если вы на верной дорожке, вас обгонят,
если вы будете просто сидеть на ней.
—УИЛЛ РОДЖЕРС

Я всегда считал себя ошибкой природы, моя жизнь не имела совершенно никакой цели. Большую часть жизни я тратил на то, чтобы работать больше и лучше других, чтобы хоть как-то оправдать трату земных ресурсов. Моя ценность измерялась исключительно тем, чего я мог достичь, а не тем, кто я был.

Потом я нашёл дорогу к Анонимным Никотинозависимым. Вы полюбили меня за то, кто я есть, а не за то, что я мог сделать. Без никотина мне пришлось учиться смотреть на самого себя и отыскивать свою суть: что вызывает у меня интерес, а что приносит радость. Я даже сменил профессиональную сферу.

По сей день я ставлю свою жизнь под вопрос и размышляю о прошлом. После бесед с коллегами из своей прошлой сферы работы, у меня возникает искушение снова вернуться к этой деятельности или схожей с ней. Потом я вспоминаю всё, что было, а не только хорошие моменты. Моя работа высасывала из меня все соки. Я был адреналиновым торчком. Дайте мне только сложную ситуацию и достаточно никотина—и я мог горы свернуть. Теперь же у меня появилось время на хобби и служение в сообществе, и я точно знаю, что не собираюсь от этого отказываться.

Сегодня я буду устремлять свои мысли вперёд в позитивном направлении.

29 ноября

Я знаю, Господь обещал не давать испытаний не
по силам. Вот только мне порой хотелось бы,
чтобы Он верил в меня поменьше.
— МАТЬ ТЕРЕЗА

Спустя некоторое время работы по Двенадцати Шагам я осознал, что у меня есть уникальная цель жизни. Не важно, исполню ли я её или нет, но ни у кого нет такой цели, и никто больше не может делать моё дело так же, как я.

Мой товарищ проводил семинар о личном предназначении человека. Я пошёл туда в надежде отыскать для себя какую-то иную цель вместо той, что я уже определил. Но мне удалось лишь лаконично её сформулировать. Она выглядела огромной и устрашающей; мне пришлось бы отказаться от всего остального и посвятить ей всю жизнь.

В конце концов во время медитации мне открылась великая истина. Моё предназначение формируется из того, как я справляюсь с повседневными задачами. Это стало для меня своего рода мерилом: когда я не уверен относительно какой-либо затеи или занятия, я думаю о том, поможет ли это исполнить моё предназначение или, напротив, отвлечёт меня от цели. Я, конечно же, могу выбрать отвлечься, но я полностью осознаю свой выбор.

Сегодня я могу делать выбор с ясностью.

30 ноября

> Возможно, я шёл не той дорогой, которой
> намеревался идти, но в конце концов я оказался
> именно там, где намеревался быть.
> —ДУГЛАС АДАМС

Поразительно, сколько лет я понимал, что зависим от никотина, и более того, был знаком с программой Двенадцати Шагов, но никогда не осознавал вторую часть Первого Шага—ту, где говорится о неуправляемости. С самой первой в моей жизни затяжки и до последней жизнь была в каком-то смысле неуправляемой.

Однажды мы с младшей сестрой поехали навестить нашу старшую сестру, которая недавно стала мамой и переехала в другой штат. Встреча была крайне тёплой. У них с мужем была только одна машина, и чаще всего он уезжал на работу, оставляя жену дома с малышом, либо в городе, где она должна была передвигаться пешком или на общественном транспорте. Он решил, что ей пора бросить курить, и отказывался покупать ей сигареты. Ближайший магазин был в трёх километрах от дома.

На обратном пути я заметил, что пепельница в автомобиле переполнена, и в ней лежит непотушенная сигарета. Фильтр уже начал тлеть и дымиться. Сестра, похоже, не собиралась ничего с этим делать, поэтому я отвлёкся от дороги, чтобы затушить бычок. Мы попали в аварию. Автомобиль несколько раз перевернулся и упал в кювет.

Не то чтобы у меня не было других доказательств неуправляемости, но уж этого-то я не мог не заметить.

Сегодня я буду смотреть на жизнь с широко открытыми глазами
и сознавать очевидность неуправляемости.

1 декабря

> Нет ничего прекраснее, чем прийти туда, где
> ничего не меняется, и обнаружить, как сильно
> изменился ты сам.
>
> —НЕЛЬСОН МАНДЕЛЛА

Я очень ценю возможность общаться с новичками, потому что они, как никто другой, напоминают мне о том, чего я достиг благодаря работе по Двенадцати Шагам.

В прошлом я был застенчив и лишь старался поддержать других, а теперь я успешно выступаю на публике. Я был ненадёжным человеком и вечно искал доказательств того, что другие ничем не лучше меня. Сегодня же я стараюсь найти хорошее в каждом человеке, в том числе в себе самом. Я раньше верил, что меня привлекают люди, не умеющие строить близкие отношения, но оказалось, что это я сам не подпускал людей близко к себе из-за страха, что они могут увидеть, какой я на самом деле.

Мне было свойственно завидовать чужим успехам, а сегодня мысли подобного рода я использую как показатель того, в какой сфере у меня есть нераскрытый талант. Я обвинял тех, кто уходит из офиса вовремя, в недостатке преданности профессиональному делу, но теперь я понял, что я работаю лучше, когда проявляю больше уважения к себе. Я был настолько озабочен потребностью делать всё правильно, что избегал вызовов судьбы. Теперь же я знаю, что неудача всего лишь повод опробовать какой-нибудь новый подход. Этот список я могу продолжать вечно. Я поражаюсь тому, как сильно я изменился и как приблизился к истинному себе благодаря Сообществу.

Сегодня, если мне захочется начать предложение со слов "когда-нибудь я ...", я обращу внимание на то, что могу предпринять прямо сейчас.

2 декабря

> Бог любит нас не потому, что мы хорошие. Вовсе
> нет! Он просто любит нас и точка. И не потому,
> что мы заслуживаем любви. Напротив, мы
> становимся лучше именно потому, что Бог нас
> уже полюбил.
>
> —ДЕЗМОНД ТУТУ

Самым великим даром программы Двенадцать Шагов является безусловная любовь. Я действительно поражаюсь тому, что слушая рассказ другого человека о проявлении его недостатков или о действиях, за которые впоследствии он ощущал вину и стыд, я вижу в рассказчике человека, достойного любви. В моей родной семье я не мог быть столь же терпимым к подобным действиям.

Далеко не сразу, очень постепенно я начал видеть, что члены моей семьи обычные человеческие создания. Все мы люди, и каждый порой ведёт себя не самым любящим и рациональным образом. Эта Программа позволила мне разглядеть свою часть ответственности в событиях прошлого и отпустить обиды, которые приковали меня к былым ранам. Эта Программа также научила меня возмещать ущерб тогда, когда я становлюсь "чересчур человечен".

Сегодня я возьму паузу, прежде чем автоматически озвучить свои мысли, и постараюсь ответить с любовью.

Есть мудрость разума, а есть мудрость сердца.
—ЧАРЛЬЗ ДИККЕНС

Иногда я готов, или по крайней мере думаю, что готов, отпустить обиды задолго до того, как моё сердце действительно отпустит их и будет жить дальше. Не так давно в моей приходской общине были разногласия, которые привели к отставке священников. Моей первой мыслью было: "Если они уйдут, то и я тоже!". Но один из священников напомнил мне о всех тех людях, которых я покину. Позже многие из тех, кто был дорог мне, всё равно ушли. Я против методов, которые выбрали несогласные, хотя уважаю их право выражать злость и боль. В конечном счёте я решил остаться и быть проводником исцеления и мира. За последние несколько лет меня всё больше интересуют конструктивные пути решения конфликтов. Мне требовалось подкрепить своё намерение нести исцеление и мир действиями. Это означало отпустить обиды на тех, кто позволил своей ненависти сорваться с цепи.

Я думал, что многого достиг в эмоциональном плане, но потом, впервые за долгое время, столкнулся с одним из тех людей и обнаружил, что всё ещё сильно обижен на него. Благодаря Двенадцати Шагам я смог стать таким лидером, каким хочу быть. Эти Шаги—очень мощный инструмент для ежедневного применения.

Сегодня я буду снова и снова принимать рациональные решения до тех пор, пока сердце не согласится с головой.

4 декабря

Позвольте своей религиозности быть больше
похожей на любовный роман, чем на теорию.
—ГИЛБЕРТ К. ЧЕСТЕРТОН

Слово "религия" откликается у меня больше, чем выражение "духовная осознанность". Я применяю принципы Двенадцати Шагов во всех своих делах, а не только к никотиновой зависимости, и именно поэтому остаюсь свободным от неё.

Если я испытываю негативные эмоции, то возвращаюсь к Первому Шагу. Я признаю своё бессилие перед человеком или ситуацией и нахожу конкретные примеры неуправляемости моей жизни: злоба, бессонница, набор веса, ярость в ответ на небольшие раздражители.

Как только я делаю Первый Шаг, мне становится ясно, как перейти к каждому последующему Шагу. Мне и только мне самому следует принять решение и предпринять усилия, чтобы вернуться к Первому Шагу, а не гнаться сразу за следующими Шагами.

Сегодня я смиренно делаю Шаги по порядку, по одному Шагу за раз.

5 декабря

Я молился 20 лет, но не получал ответа, пока не
стал молиться в смирении.
—ФРЕДЕРИК ДУГЛАС

Хотел бы я сказать, что эта цитата не относится ко мне. Но, думаю, многие годы, до того как нашел дорогу к Анонимным Никотинозависимым, я не молился в смирении. Я много раз бросал употребление табака, используя любые уловки и методы, о которых мне только доводилось узнать, вот только сохранить результат и остаться чистым никак не получалось.

Но, если быть честным, надо сказать, что я никогда не бросал по-настоящему. Рано или поздно человек или ситуация заставляли меня начать снова.

Сообщество предлагает мне честно взглянуть на ситуацию: ни человек, ни обстоятельства не могут меня заставить употреблять—этот выбор я делаю сам. Я могу использовать Шаги и Программу, чтобы "принимать жизнь на условиях жизни" или вернуться назад в употребление.

Сегодня я использую благодарность как инструмент, который
возвращает меня на правильную дорогу.

6 декабря

Цена чего-либо измеряется жизнью, которую вы
отдаете взамен.
—ГЕНРИ ДЭВИД ТОРО

У любой вещи есть цена и стоимость, ценность вещей измеряется денежными вложениями. Мое выздоровление от никотиновой зависимости бесценно. Настоящей ценой, которую я заплатил, было обязательство несмотря ни на что посещать каждое собрание Анонимных Никотинозависимых в моем районе. В какие-то дни это было неудобно, но я сравнивал это неудобство с тем, что я готов был предпринять, чтобы раздобыть мой наркотик.

Для того чтобы попасть на собрание, мне никогда не надо было вскакивать среди ночи и мчаться на машине по скользкой дороге. Я никогда не должен был врать и выкручиваться на работе или тратить деньги предназначенные для продуктов.

Я перестал болеть бронхитом. Мне не нужно стоять в мороз и в слякоть на улице, не нужно слушать проповеди врачей, друзей и членов семьи.

Каждый раз, когда я думаю о том, что собрания доставляют мне неудобства, я вспоминаю о человеке из нашего Сообщества, который потерял работу и вынужден был временно жить со своей сестрой в 100 км от места проведения собрания, и несмотря на это продолжал служить ведущим.

Сегодня я благодарен за бесценный дар выздоровления.

7 декабря

Пишите обиды на песке, а добрые дела высекайте
в мраморе.
—БЕНДЖАМИН ФРАНКЛИН

Иногда то, что я ранила чьи-то чувства, оказывалось для меня
полной неожиданностью. Как правило, так случалось, когда
человек думал, что я сказала то, чего на самом деле я никогда не
говорила. Однажды я сказала: "У меня нет этого", а мой муж полагал,
что я произнесла: "У меня не это". Это привело к перепалке, и я поняла,
что он услышал что-то не так, потому что я и близко не говорила ничего
такого, о чем он подумал. В конце концов я повторила в точности, что я
сказала, и он понял разницу.

Действительно ли человек что-то скажет или я поверю, что он это
сказал, последствия могут быть одинаковыми. Программа дала мне
инструмент: быть честной с другим человеком в том, что я услышала и
что почувствовала, и дать другим людям шанс исправить недоразумение.
До 12 Шагов, я могла лишь бесконечно размышлять и неверно судила о
людях. Когда я могу честно обсуждать взаимоотношения, для других
открывается возможность поступать так же.

*Сегодня я буду честной в общении и допускать вероятность, что
меня могут не так понять или я пойму человека неправильно.*

8 декабря

Стремитесь в небеса — и вы получите землю в
придачу. Стремитесь к земному — и вы не
получите ни того, ни другого.
— К.С. ЛЬЮИС

Есть много вариаций этого утверждения. Для меня оно означает, что я применяю 12 Шагов настолько тщательно, насколько могу. Порой удаётся поступать хорошо, а иногда случаются промахи, и я раню чувства других людей.

Десятый Шаг напоминает мне, что нужно продолжать личную инвентаризацию. Если я замечаю признаки напряжения в отношениях, я могу спросить другого человека, что случилось. Может быть, я что-то сделал, и это ранило его чувства. Если мои слова или действия послужили причиной дискомфорта другого человека, я очень сокрушаюсь, поскольку совершенно точно сделал это ненамеренно.

Возмещение ущерба не означает, что я плохой или что мои слова или действия неверны. Порой я категорически не согласен с чем-то, и мне вовсе не требуется отказываться от права быть несогласным с другими. Возмещение ущерба может быть простым признанием права других людей иметь своё мнение.

Сегодня я буду деликатно относиться к чувствам других людей и извинюсь сразу же, если допущу оплошность.

9 декабря

Вера—это одухотворенное воображение.

—ГЕНРИ УОРД БИЧЕР

Ученые доказывали и опровергали идею Бога в течение столетий, философы спорили в статьях, но ни у кого из них не было реальных доказательств того или иного взгляда. Всё, что требуется—вера в Силу, более могущественную, чем мы, а вовсе не доказательства.

Я всерьёз старался всевозможными способами контролировать себя, чтобы освободиться от компульсивного употребления никотина, но безрезультатно. Наше Сообщество дает силу, которой мне не хватает. Дело не только в том, что мы даём друг другу возможность обрести чистоту и оставаться свободными,—мы помогаем друг другу учиться жить лучше.

Я думаю, что многовековые и непрекращающиеся попытки людей стать лучше—это и есть доказательство Высшей Силы.

Сегодня я буду видеть хорошее в каждом человеке.

10 декабря

Жизнь — это танец. Танцую ли я?
— НЕИЗВЕСТНЫЙ

Наслаждаюсь ли я жизнью? Я хотя бы стараюсь ею наслаждаться? Даю ли я себе перерывы на отдых и действую ли в отношении себя и других по принципу «тише едешь, дальше будешь»?

Я верю, что Бог хочет, чтобы я был «счастливым, радостным и свободным». Верю, Бог хочет, чтобы я помог другим танцевать под звуки собственной мелодии.

Если я не буду заботиться о себе, то вернусь к тому, что слишком занят, чтобы танцевать и наслаждаться жизнью, как это было в то время, когда я кормил свою никотиновую зависимость.

Сегодня я благодарю Бога за то, что он помогает мне наслаждаться драгоценным подарком жизни.

11 декабря

> Я всегда делал вид, что мне нет дела до
> некурящих, но они были как шило в заднице.
>
> —КНИГА «АНОНИМНЫЕ НИКОТИНОЗАВИСИМЫЕ»

Это правда, так и было: я избегал некурящих людей, потому что это мешало моему курению. А они включали большинство населения, в конечном счете, даже мою возлюбленную.

Теперь все изменилось. Когда я бросил курить, думал, будет круто тусоваться с курильщиками. Сейчас я этого избегаю. Я всё ещё курильщик, хотя и выздоравливающий, и мне не следует находиться среди курящих—мне очень нравится запах табака.

Поэтому я в большинстве случаев обхожу стороной бары и другие места, где люди курят. И всегда стараюсь с состраданием относиться к курильщикам и другим никотинозависимым, даю им право жить так, как они хотят.

Я благодарен за то, что живу в такое время и в таком месте, где у некурящих большие права. Помню время, когда было позволено курить везде, кроме церквей и лифтов, но и то пару раз я закуривал в лифте. Сейчас всё иначе.

Сегодня я буду терпимым к тем, кто не считается с нашими различиями.

12 декабря

Человек, пытающийся нести кота, держа его за
хвост, учится чему-то, чему не может научиться
иным способом.

—МАРК ТВЕН

Как до выздоровления, так и сейчас мой эгоизм является корнем моих проблем. Я был настолько эгоистичным курильщиком, что ожидал от некурящих того, что они должны спокойно относиться к моему дыму в своём воздушном пространстве. Меня раздражало, что моя коллега выставила табличку с просьбой не курить возле своего рабочего места—я тогда подумал, что она думает только о себе. Я разозлился, когда в компании, где я работал, запретили курение вне специально отведённых мест. Мой брат до сих пор ведёт себя в подобной манере, и это отдаляет нас теперь друг от друга, когда я свободен от табака.

В инвентаризации Десятого Шага я вижу, что эгоизм во многом всё ещё со мной. Он проявляется в страхе, жалости к себе, зависти и других вещах. И, конечно, когда я задеваю чувства своих товарищей, они по-своему отвечают мне тем же, стараясь держаться от меня подальше.

---

*Сегодня я буду просить Бога освободить меня от
порабощённости самим собой и позволить мне с любовью
выполнять служение.*

13 декабря

Бывает, человек знает, как победить, но не знает,
что делать с победой.

—ПЕДРО КАЛЬДЕРОН ДЕ ЛА БАРКА

Всё время с юности и почти до пятидесяти лет я потратил на курение. Для меня как сына двух заядлых курильщиков это было неизбежно. Я жил, веря в ложь о том, что курение может улучшить мою жизнь так сильно и так во многом, как только курильщик может себе представить. Как много раз я подавлял и замораживал чувства с помощью наркотика никотина!

Я благодарен Богу, который через программу Двенадцать Шагов и Сообщество увёл меня далеко от моего наркотика и направил меня навстречу другим людям и Богу. После почти девяти лет свободы от никотина я знаю совершенно точно, что лучший способ жить—в свободе от зависимости, с Богом как я Его понимаю, стараясь делать "следующую правильную вещь".

Сегодня я благодарен за жизнь, свободную от курения, и за способность делиться этим даром.

14 декабря

Никогда не сдавайся, потому что именно тот
момент, когда тебе так хочется это сделать, будет
поворотным.

—ГАРРИЕТ БИЧЕР СТОУ

Чтение Библии приносит мне силу, надежду и воодушевление. В книге Исход 14:14 сказано: "Будьте спокойны, Господь будет сражаться за вас." Это так прекрасно! Потому что я курил чтобы успокоиться. Я умиротворён, когда знаю, что кто-то так сильно заботится обо мне.

Теперь я уже восемь месяцев как не курю и это просто замечательно. Я пока не совсем хорошо себя чувствую, но пошёл в трёхкилометровый поход по горам, зная, что это поможет мне насытить кровь кислородом. Я прекрасно провёл время и повеселился. Я ни за что не сделал бы этого, будучи курильщиком.

Сегодня я буду наслаждаться здоровыми занятиями.

Дверь к мудрости всегда открыта.

—БЕНДЖАМИН ФРАНКЛИН

Я всем сердцем верю, что Бог делает для меня то, что я не смог сделать для себя сам—освободиться от зависимости и делать в жизни намного больше, чем я мог до того.

Я начал курить, когда мне было около 16 лет, и примерно тогда же перестал молиться и ходить в церковь. Я решил, что больше не принадлежу к церкви, в которой был воспитан, и почти бессознательно вышвырнул из жизни веру в Бога. Я отказался от Бога и полагал, что смогу жить, опираясь только на собственные силы. Как оказалось, это была огромная ошибка. Я и не думал, что отказавшись от церкви созданной людьми, я смогу устремиться напрямую к Богу. Эта ошибка обошлась мне дорогой ценой: многие годы химической зависимости, депрессии, суицидальных настроений и потерянного времени.

Я так благодарен, что Двенадцать Шагов, люди в программе и Бог вернули меня к духовному пути. Я чувствую мощь своей Высшей Силы и верю в служение и доброту.

Сегодня я день за днём танцую под Божественные песни благодарности и радости жизни в свободе от зависимости.

16 декабря

> Даже если человек имеет представление о Боге,
> это не убережёт его от порезов, заноз и ожогов.
> Никакая защита, никакое избегание или отрицание
> не может препятствовать невзгодам настигать нас
> среди потока жизни.
>
> —МАРК НЕПО

Бывают дни, когда лучшее, что я могу сделать,— это просто прожить день без никотина. После восьми лет выздоровления в Программе, у меня по-прежнему бывают дни, когда я чувствую себя таким слабым и раненым, что кажется, будто уже ничего не имеет значения. Потом по милости Бога я прихожу в себя и ощущаю себя благодарным и исцелённым, и готов продолжать путь.

Я благодарен, что такие ужасные дни проживаются быстро. Когда я курил, эти тёмные тучи накрывали меня на недели, месяцы и годы, принося с собой суицидальные штормы. С тех пор как я выздоравливаю и применяю Двенадцать Шагов, я получаю ежедневную отсрочку самого худшего приговора.

Но я всё ещё помню те дни. Бог, высказывания на собраниях домашней группы и мой спонсор помогают мне выбираться из столь привычного негативизма. Мне постоянно напоминают, что невзгоды порой настигают меня и что это нормально, и мне стоит лишь принять это с любовью. Думаю, я пытался убежать от полноты жизни, когда употреблял никотин.

Сегодня я благодарен за жизнь в свободе от зависимости, по-настоящему испытывая все повороты судьбы и наслаждаясь приключениями.

17 декабря

> Молитва—это не просьба. Это крик души. Это
> ежедневное признание своих слабостей … В
> молитве лучше иметь сердце без слов, чем слова
> без сердца.
>
> —МОХАНДАС ГАНДИ

Моя самая любимая и сердечная молитва—это благодарность: "Боже, благодарю Тебя".

Конечно, помимо благодарности, я произношу длинные молитвы и выражаю свои желания, страхи и чувства. Общая тема этих молитв: "пожалуйста, помоги мне". Я всем нутром чувствую такие молитвы, они полны признания моих слабостей, и я верю, что Бог слышит их. Но ни в одной молитве я не ощущаю искренность так, как когда говорю: "Боже, спасибо за эту жизнь, которую я могу разделить с Тобой в этом моменте".

Программа Двенадцать Шагов настоятельно рекомендует использовать молитву и медитацию. Это мои мостики к Богу. На текущем этапе моего выздоровления я не готов отказаться от эгоистичных молитв, но в медитации я соприкасаюсь с Богом, что бы ни произошло.

Сегодня в молитве я буду не только просить о помощи, но и благодарить.

18 декабря

Как и сама жизнь, Шаги—это процесс, цикл.
—КНИГА АНОНИМНЫХ НИКОТИНОЗАВИСИМЫХ

Один мой приятель из Программы любит сравнивать Шаги с вращающимся колесом, которое можно крутить в любую сторону в зависимости от того, чего хочешь достичь. Порой я замечаю, что добился значительного прогресса, а иногда ощущаю отчаяние и безысходность, даже после многих лет выздоровления.

Взять, к примеру, топор: вещь полезная, но может нанести много вреда, если использовать его неправильно. Так какие же есть инструменты в Программе?

Иметь спонсора и доверенных друзей в выздоровлении, с которыми я могу быть по-настоящему честным и не бояться, что они используют мою честность против меня. Это так важно, иметь группу—одну или несколько,—где я могу поделиться тем, что на самом деле со мной происходит.

Для меня крайне важно не использовать группу как плацдарм для поиска сексуальных или рабочих контактов, как бы того ни хотелось.

Также для выздоровления мне необходимо иметь близкие, истинные отношения с Высшей Силой, которую я называю Богом.

Стараться жить так, как, согласно моей вере, Бог хочет чтобы я жил, и стараться незамедлительно исправлять свои ошибки.

Полагаться на Бога и верить, что Его Воля есть высшее благо для меня, хоть я не всегда знаю, что это подразумевает.

Я могу обращаться к другим людям в Программе и делиться с ними "опытом, силой и надеждой". Я занимаюсь волонтёрством, беру на себя служение, общаюсь с новичками, стараюсь понять их и помочь преодолеть неизбежные трудности. Я применяю принципы выздоровления с каждым, включая самого себя.

Сегодня я благодарен за многие инструменты выздоровления и практические принципы нашей Программы.

19 декабря

Жизнь—это соло на скрипке перед публикой,
только играть учишься во время выступления.
— СЭМЮЭЛ БАТЛЕР

Я чувствовал себя несовершенным большую часть жизни. Постоянно находился в процессе личностного роста, обучения, борьбы за то, что наступит день, когда я стану достаточно хорош, — как будто настоящий я скрывался в бездне.

Припоминаю историю натуралиста Альфреда Уоллеса, как он, не в силах больше смотреть на борьбу мотылька, пытающегося вырваться из кокона, — аккуратно вскрыл его ножом. Но только увидел, как мотылек погибает, потому что не нарастил силу, необходимую для жизни.

В тот момент, когда гусеница ползет, она целиком и полностью является гусеницей, а не ждущим перевоплощения мотыльком. И после, в качестве куколки в коконе, это тоже именно то совершенное создание, каким ему и надлежит быть.

Тихий ребенок из моего детства был полностью и подлинно мной: человеком, который нуждался в опыте, чтобы развиться в личность, какой я являюсь сейчас. В отличие от гусеницы я могу представить, кем я могу стать в будущем. Но это не означает, что сегодня я не цельный и не совершенный.

Сегодня я стану учиться у гусеницы любить себя на каждом этапе своего бытия.

20 декабря

Приняли решение препоручить нашу волю и
жизнь Богу, как мы понимали Его.
—ТРЕТИЙ ШАГ

В этом Шаге я принял решение сделать остальные Шаги с помощью Высшей силы, которую определил во Втором Шаге. Сила может прийти в очередной раз от Анонимных Никотинозависимых или спонсора, или каким-то другим путем, который я изберу, чтобы увидеть Бога. Есть даже атеистические взгляды на эту Силу. Основная тема Третьего Шага—избавление от Эго и замена его на план выздоровления, предлагаемый в Шагах с Четвертого по Двенадцатый. Я могу пройти Третий Шаг с товарищем из Анонимных Никотинозависимых или спонсором, или доверенным человеком. Я часто произношу молитву Третьего Шага, означающую, что я принял решение выздоравливать.

"Избавь меня от рабства эгоизма. Помоги мне предать себя духу. Направь меня творить добро в этом мире и проявлять милосердие. Помоги мне сегодня не впасть в злость, обиды, зависть, негативные мысли, и помоги преодолеть их. Помоги мне прийти на помощь тем, кто еще страдает. Поддержи во мне бодрость духа и мужество встречать жизнь и не отгораживаться от нее, не избегать всей боли, ибо тем самым я избегаю и любви. Освободи меня от иллюзий и страхов. Вдохновляй и направляй мои мысли сегодня, чтобы я был далёк от жалости к себе, нечестности, своекорыстных побуждений. Покажи мне путь терпения, терпимости, милосердия и любви. Я молюсь обо всех, кому я причинил зло, и прошу, чтобы им был дарован такой же мир, какой ищу я сам».

После прохождения этого Шага я не рассуждаю о моем решении, не колеблюсь, а двигаюсь прямо к личной инвентаризации, через Четвертый Шаг к Девятому.

Сегодня я буду помнить, что избавление от Эго—единственный эффективный метод выздоровления.

21 декабря

Будь открытым, собранным, говори правду и не
зацикливайся на результате.

—ЭНЖЕЛЕС ЭРРЬЕН

Когда приближается зимнее солнцестояние, дни становятся короче, и мне вспоминается темнота последних дней моего активного употребления. Казалось, она охватывает меня с всё возрастающей силой: отвержение общества, страх, беспокойство, тревога. И это помимо того вреда, который я наносил физическому здоровью. Абсолютная безнадёжность и чувство, что я не способен когда-либо бросить.

Я боялся жить без моего постоянного компаньона. Я предрекал себе невыносимую жизнь без никотина. Но солнцестояние учит меня, что эти прогнозы не сбываются — как раз в тот момент, когда кажется, что темнота никогда не кончится, наступает критическая точка, после которой дни становятся длиннее и теплее. Именно тогда, когда я опасался, что жизнь будет невыносима без никотина, выздоровление учит меня, что я не мог себе даже представить, каким добром может наполниться моя жизнь.

*Сегодня я предпочитаю жить с прогнозом, что за тьмой
неизбежно следует свет.*

22 декабря

> Ветер божьей благодати дует всегда, но вы
> должны поднять паруса.
> —ВИВЕКАНАНДА

После почти 30 лет курения я наконец понял, что безумен. Это просветление снизошло на меня однажды на рассвете в 6 часов, когда я прикурил первую утреннюю сигарету. А проснулся я в тот день ещё раньше, в 4 часа, от жуткого кашля и удушья. И что же я делал два часа спустя?! Курил! Полнейшее безумие!

Божественное провидение привело меня к консультанту. Я рассказал ему, как пришел к осознанию, что безумен, а он в ответ протянул мне книгу "Анонимные Никотинозависимые". Я понял, что пришло время делать конкретные действия, вместо того чтобы только болтать впустую. Я признал, что был зависим от никотина, бессилен перед своей зависимостью, и что моя жизнь стала неуправляемой.

Я не употреблял никотин с 22 декабря 2000 года. Люди поздравляли меня и хвалили за силу воли. Но моя сила воли не была достаточно крепка, она проигрывала битву с зависимостью в течение многих лет. Только когда я капитулировал перед волей Высшей Силы, я был вознагражден свободой от оков зависимости.

Сегодня я готов слушать мою Высшую Силу и действовать под её руководством.

23 декабря

> Высокомерные и заносчивые люди скажут: "Я
> уже знаю это" — и пройдут мимо. Уверенные в
> себе и позитивные спросят себя: "Насколько я
> хорош в этом?" — и будут стремиться к
> совершенствованию.
>
> —ДЖЕФФРИ ГИТОМЕР

В Анонимных Никотинозависимых никотин часто называют "низшей силой", к которой мы постоянно прибегали, чтобы "успокоить" психику, мысли, эмоции. Теперь же с помощью этой ненавязчивой Программы Анонимных Никотинозависимых и Двенадцати Шагов мы учимся обращаться за помощью к Высшей Силе, чтобы оставаться независимыми от никотина.

Для меня никотин был клеем, на котором в течение 25 лет держались вместе мозг, мысли, чувства и жизнь. Без никотина, даже через несколько месяцев, я ощущал свою жизнь, как картинку-пазл с разбросанными вокруг деталями, и не знал как собрать их вместе. Только моя Высшая Сила может видеть всю картину. Высшая Сила будет "суперклеем", который удержит целостность, когда я почувствую, что распадаюсь на части.

Сегодня, когда что-то кажется до невозможности трудным и я ничего не понимаю, я делаю глубокий вдох и расслабляюсь, зная, что более сильная рука держит всё под контролем.

24 декабря

Надо жить так, чтобы, когда придет время
отправиться в последний путь, даже гробовщик
сожалел о нашей кончине.

— МАРК ТВЕН

Когда я впервые пришел к Анонимным Никотинозависимым и услышал Обещания Программы, где сказано "мы вовсе ничего не потеряли", я не поверил, потому что в моём представлении, бросить — дело неподъемное. Я всё это затеял лишь потому, что знал: если продолжать совершать преступления, в конце концов, придется отсидеть тюремный срок. А я не хотел получить срок с раком, болезнями сердца, эмфиземой, так что пришло время прощаться с моими маленькими друзьями.

Ведь, собственно говоря, никакие они мне не друзья. Я только выиграл, обретя свободу от зависимости, и теперь знаю, что Обещания Программы — правда. Я медленно умирал, а сейчас — живу.

Сегодня я остановлюсь и поблагодарю за то, что Обещания
стали реальностью моей жизни.

25 декабря

Время—самое длинное расстояние между двумя
точками.

—ТЕННЕССИ УИЛЬЯМС

Сколько новогодних твёрдых намерений пришло и ушло пока я
наконец не встретил Анонимных Никотинозависимых? Сколько
дат бросаний минуло? Дни рожденья, праздники, понедельники и
другие дни, пока в конце концов я не стал готов к тому, чтобы сдаться. Я
не мог освободиться от этой сильной зависимости, пока не увидел людей,
которые имели то, что желал я,—свободу от никотина.

На собрании никто не говорил о том, чтобы бросить никотин
навсегда. Вместо этого предлагалось перестать кормить зависимость
только сегодня, день за днём. Это был абсолютно новый подход, и он
показался мне более привлекательным и легко выполнимым, чем
бросить навсегда. И я продолжаю это делать даже после 5 лет свободы.
И очень благодарен Программе за этот инструмент: не курить только
один день.

*"Только сегодня" я выбираю не употреблять никотин, а о
завтрашнем дне стану переживать как-нибудь в другой раз.*

26 декабря

Не ошибается тот, кто ничего не делает.
— УИЛЬЯМ КОННОР МАГИ

Как новичку, мне было страшно, что в сообществе Анонимных Никотинозависимых подумают, что я делаю что-то не так. Но вне зависимости от того, что я говорил и делал, меня всегда тепло встречали и, прощаясь, побуждали продолжать посещать собрания.

Страх совершить ошибку делает меня несчастным. И пусть с тех пор как я учусь любить себя плохим и хорошим, я ошибаюсь больше, чем когда-либо, я также добиваюсь и намного большего успеха.

Сегодня я знаю, что достигну успеха, если буду очень стараться.

Лучший способ уйти от проблем — решить их.
— РОБЕРТ ЭНТОНИ

Мне трудно строить отношения. Многие годы я отделял себя от других, хотя и не осознавал этого. Порой я даже вёл себя спокойно и раскованно, был душой компании, но внутри мне до смерти хотелось уйти, отдалиться от всех этих людей. Напряжение всё возрастало, и в конце концов мне просто хотелось сбежать и побыть одному.

Но последнее время внутреннее напряжение не так уж сильно меня беспокоит. Когда оно появляется, я беру паузу и осознаю свои мысли, чтобы понять, в чём дело. Если я честен, то обычно могу понять причину напряжения. Само по себе осознание настоящей проблемы уже значительно уменьшает её воздействие на меня.

Если мне некомфортно в настоящем моменте, то тут беспокоиться не о чем: вскоре я почувствую себя лучше. Если я закурю, это не поможет мне быстрее прийти в себя, зато я рискую снова стать рабом зависимости до конца своих дней.

Порой случается так, что я отталкиваю людей от себя лишь потому, что мне ужасно сильно хочется с ними общаться и я не выдерживаю этого напряжения. Я жажду их одобрения или боюсь их гнева, или отчаянно нуждаюсь в их внимании.

Сегодня, если я испытываю напряжение, то остановлюсь и найду источник дискомфорта. После этого я буду готов сделать то, что нужно.

28 декабря

> Все эти действия помогли нам в саморазвитии: мы
> обрели ясность, сострадание и осознанность. Мы
> становимся лучшими версиями самих себя и
> теперь способны поделиться этим с другими.
> —КНИГА АНОНИМНЫЕ НИКОТИНОЗАВИСИМЫЕ

На собрании высказывают так много хороших мыслей! Кто, как не другой зависимый, может так прицельно рассказывать о жизни, затравленной никотином?

Одна участница, не лишённая писательского таланта, очень поэтично рассказывала о своих попытках бросить курить: "Бог и дьявол сражались внутри моей головы, и я была на стороне дьявола".

Она честно говорила о том, что отказ от употребления—очень сложное и неоднозначное решение. Но сегодня, даже если мне очень хочется, у меня всё равно есть выбор, и я не обязан выбирать никотин.

Собрания дают мне очень много, и я счастлив получать там поддержку и руководство к действию. Бывает, мне совершенно не хочется туда идти, но именно тогда собрание наиболее полезно для меня. А когда я не испытываю такой острой потребности, то могу прийти, чтобы отдать новичкам помощь и поддержку, которую получил сам.

Собрания поддерживают меня в самые сложные периоды обретения свободы от никотина. Я познаю глубины, которые предлагает Программа, и постепенно всё яснее вижу способы жить лучше в свободе от зависимости.

Сегодня я благодарен за новую жизнь с ясностью, состраданием и осознанностью.

29 декабря

Последствия злости намного трагичнее её причин.
—МАРК АВРЕЛИЙ

Порой я просто закипаю от злости. Это причиняет боль тем, кому я меньше всего хотел бы навредить, это проявляется всегда не вовремя и создаёт проблемы. Разве я отказался от никотина ради того, чтобы превратиться в монстра? Откуда весь этот гнев?

До недавнего времени я закапывал свои эмоции поглубже каждый раз, когда отвлекал себя табаком. Теперь мне приходится иметь дело с накопившейся эмоциональной энергией, которой я никогда не давал проявиться.

Это чистая правда—я откупорил свои чувства. Какое-то время будет неспокойно, но это поможет мне лучше осознать себя. Если что-то уже давно вызывает у меня раздражение, то теперь я могу взглянуть на это и найти лучший способ, что делать со своим чувством. Если я взрываюсь, то вовремя принесённые извинения помогут вылечить рану от моих резких слов. Мне нужно следить за тем, что я говорю, когда расстроен. Я постепенно учусь контролировать свои эмоциональные реакции. Каждый подобный урок продвигает меня по пути эмоционального выздоровления. Это один из множества подарков, которые я получаю вместе со свободой от никотиновой зависимости.

Злость и раздражительность—это лишь этап в моём выздоровлении. Нет никакого магического средства, которое могло бы безболезненно забрать у меня эти ощущения. Я должен расти, проживая эти чувства, и учиться в конце концов честно взаимодействовать с ними.

Сегодня я мужественно встречу любые эмоции.

30 декабря

> В конце жизни меня не спросят, почему я не был
> Моисеем. Меня спросят: почему ты не был Зусей?
> —РАВВИН ЗУСЯ

Очень полезно бывает остановиться и взглянуть на то, как много я обрёл с тех пор как перестал употреблять никотин. Забавный каламбур: ведь я стал больше на несколько килограммов, и хотел бы избавиться от них. Когда придёт время, я буду питаться более здоровым способом и вернусь к своему лучшему весу. Но я не позволю лишнему весу ставить под удар мою свободу от никотина.

Кстати, к вопросу прогресса с момента начала воздержания: понял ли я как жить с ощущением радости в сердце? Конечно же, есть масса положительных моментов в части физического здоровья. Первое, что приходит в голову: я больше не просыпаюсь с тяжёлой головой! Но знаете, главное, что теперь я испытываю надежду. Я больше не наношу постоянный вред своему организму. Нанесённый ущерб исцелится по мере того, как я буду оставаться чистым. Также остались позади все беспокойства, связанные с употреблением.

Вдруг я уже непоправимо навредил себе? Я мог бы сказать "о'кей, тогда нет смысла бросать, так ведь? Буду курить дальше". Одна участница Анонимных Никотинозависимых пришла в программу, уже лишившись одного лёгкого. Она говорила о выздоровлении как о бесценном даре, от которого она ни за что не хотела бы отказаться, вернувшись к активному употреблению. Прежде, чем я оценю прогресс, мне нужно его хорошенько осознать.

Сегодня я возьму паузу, чтобы поздравить себя и осознать уроки, которые выучил. Я вижу физический и личностный прогресс, и наслаждаюсь им.

31 декабря

> Давайте будем смотреть на свои собственные
> ошибки, а не на промахи других людей. Мы не
> должны настаивать на том, чтобы каждый шёл
> нашим путём, или высокомерно раздавать
> духовные советы, в то время как сами, возможно,
> вообще не знаем, что такое духовность.
>
> —ТЕРЕЗА АВИЛЬСКАЯ

На собраниях множество разных людей собираются вместе с одной общей целью: желанием не употреблять никотин. Программа эгоистична: я хожу на собрания, чтобы получить выгоду от них, ведь я хочу остаться свободным от никотина до конца своей жизни. Порой я вижу, что на собрании что-то идёт не так, как я хочу. На малой группе один из участников пытается доминировать. Хорошо ли это? Делятся ли участники собственным опытом чистоты или рассказывают о своих знаниях Программы? Это может быть кому-то полезным. Вместо того чтобы реагировать, я могу слушать и учиться.

Прежде чем пытаться изменить другого человека, неплохо бы взглянуть на то, как я веду себя на собрании. Рассказываю ли я больше про употребление или сосредотачиваю внимание на инструментах, которые предлагает Программа? Фокусируюсь ли на своих трудностях или показываю, что я делал, чтобы преодолеть зависимость, о своих ценных победах? Осуждаю ли я других за их статус и деньги вместо того чтобы внимательно слушать об их росте и духовной вести?

Сегодня я позволю нашим Традициям направлять меня при сложностях, которые возникают, когда группа людей собирается вместе.